Infectious Diseases/Hepatology: A Clinical Practice Manual

感染科/肝脏内科
临床实践手册

林炳亮　张晓红　刘　莹◎主编

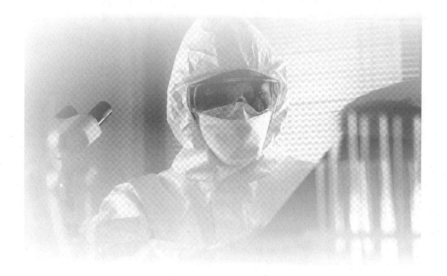

中山大学出版社
SUN YAT-SEN UNIVERSITY PRESS
·广州·

图书在版编目（CIP）数据

感染科/肝脏内科临床实践手册 / 林炳亮，张晓红，刘莹主编. -- 广州：中山大学出版社，2025.1. -- ISBN 978-7-306-08276-3

Ⅰ. R4-62；R575-62

中国国家版本馆 CIP 数据核字第 2024M6X351 号

GANRAN KE/GANZANG NEIKE LINCHUANG SHIJIAN SHOUCE

出 版 人：王天琪
策划编辑：鲁佳慧
责任编辑：袁双艳　吴茜雅
封面设计：曾　斌
责任校对：徐平华
责任技编：靳晓虹
出版发行：中山大学出版社
电　　话：编辑部 020-84111996，84113349，84111997，84110779
　　　　　　发行部 020-84111998，84111981，84111160
地　　址：广州市新港西路 135 号
邮　　编：510275　**传　　真**：020-84036565
网　　址：http://www.zsup.com.cn　E-mail：zdcbs@mail.sysu.edu.cn
印 刷 者：广州市友盛彩印有限公司
规　　格：787mm×1092mm　1/16　8 印张　181 千字
版次印次：2025 年 1 月第 1 版　2025 年 1 月第 1 次印刷
定　　价：45.00 元

· 本书编委会 ·

主　　编：林炳亮　张晓红　刘　莹

副 主 编：吴泽倩　杨晓花　庞毅华　张烨琼　庞秀青

主　　审：高志良

参编人员（按姓氏笔画排序）：

邓　洪　邬喆斌　许　镇　许文雄　李新华

时　红　吴元凯　张　静　陈达标　陈俊峰

陈淑如　邵晓琼　罗秋敏　郑杏容　淦伟强

熊　静

· 前　言 ·

　　随着医学知识的不断更新与临床病例的日益复杂，每位医生都可能在工作中遇到传染性疾病。临床医生都需要了解和掌握传染病防治的基本知识与技能。传染病的临床实践也是培养住院医师、住培学员和医学生十分重要的阶段。他们急需一本实用、精准且全面的临床实践手册，以便在繁忙的工作与学习中迅速获取关键信息，提升专业素养与诊疗能力。

　　为了给临床一线医务工作者，包括住院医师、住培学员、研究生、实习医生以及见习医生在传染病临床学习和工作方面提供精准的指导和帮助，我们精心编撰了这本《感染科/肝脏内科临床实践手册》。本手册由中山大学附属第三医院感染科医生共同编写，凝聚了众多医学精英的智慧与经验，旨在成为感染科/脏内科临床一线医务工作者的得力助手，帮助一线医务工作者快速掌握相关疾病的诊断要点、治疗方案以及病情监测等关键知识。

　　通过本手册的阅读和学习，读者可以较为系统地了解感染科/肝脏内科的常见疾病、诊断方法、治疗方案及最新进展，从而在实际工作中更加得心应手。此外，本手册还注重培养读者的临床思维和解决问题的能力，为其医疗技术水平提升奠定坚实的基础。

　　我们衷心希望这本手册能为广大感染科/肝脏内科的住院医师、住培学员、医学生等在临床实践中提供帮助，助力他们在医疗道路上不断前行。

　　学海无涯，限于编者的能力，本书虽力求全面，但仍难免有错漏和不足之处。希望读者提出宝贵意见，我们期待与广大读者共同探讨、持续完善。

林炳亮

2024 年 7 月 1 日

目　　录

第一章

中山大学附属第三医院感染性疾病科简介

一、概况

中山大学附属第三医院（以下简称"中山三院"）感染性疾病科（以下简称"感染科"）（中山大学传染病学教研室）于1954年建立。70年来，经过几代人的努力，其目前是广东省重要的医疗、教学、科研与人才培养基地，位列国内一流学科之列，并在国际上享有较高知名度。其还是国家临床重点专科、国家卫生健康委员会先进援外集体、教育部第二批全国党建工作样板支部、广东省抗击新冠疫情先进集体、广东省重点专科、广东省传染科质量控制中心、广东省病毒性肝炎医学科研中心、热带病防治研究教育部重点实验室，开设的"传染病学"课程获评国家精品课程、国家级双语示范课程、来华留学英语授课品牌课程、专业课和通识课国家一流课程等。

中山三院感染科现有8个病区（其中天河院区4个、萝岗院区2个、粤东院区1个、肇庆院区1个）（表1-1），总床位数300张，年门诊量超过36.9万人次。

表1-1 中山三院感染科病区分布

病区	主要亚专科方向
天河院区一区	肝炎（病毒性肝炎、遗传代谢性肝病）
天河院区二区	细菌真菌感染与微生态
天河院区三区	艾滋病及复杂机会性感染
天河院区负压重症病区	感染ICU、新发突发传染病
萝岗院区一区	细菌真菌感染与微生态
萝岗院区二区	肝炎（病毒性肝炎、遗传代谢性肝病）
粤东院区肝内科	各种肝炎及感染性疾病
肇庆院区感染科	各种肝炎及感染性疾病

中山三院感染科现有医护人员215人，其中医师84人。有主任医师20人，副主任医师31人；博士研究生导师12人，硕士研究生导师25人；获博士学位的56人，获硕

士学位的 26 人；"百人计划"引进人才 2 名，中山大学名医 2 名，中山大学名师 3 名，南粤优秀教师 1 名。

作为中华预防医学会感染性疾病防控分会主委单位、中国医师协会副会长单位，广东省医学会传染病学分会、广东省医师协会感染病学分会、广东省预防医学会感染病学专业委员会等 8 个省级学会的主委单位，该科每年主办多次高水平大型学术会议，影响力较大。

二、临床工作

中山三院感染科作为国家临床重点专科，是华南地区诊治病毒性肝炎的品牌学科，是各类传染病及寄生虫病诊治的重要基地。该科多年来持续派专家支援新疆喀什地区人民医院，以及援建中山大学附属喀什医院（国家传染病区域医疗中心）。目前，该科拥有国内最完善的患者诊治随访系统以及完备的血清库和组织库，开展了人工肝、干细胞移植、肝衰竭评分系统等一系列救治终末期肝病的措施，赢得了广大患者"看肝病，到三院"的盛誉。

作为"国家队"和定点医院，中山三院感染科在应对重大突发公共卫生事件时冲锋在前。新型冠状病毒感染疫情期间，该科多次派出医护专家支援中国武汉、香港、海南，以及塞尔维亚等地抗疫，并支援广州医科大学附属市八医院抗疫，获得国家及省市的多项表彰。

2018 年起，该科启动全国最大的公益健康项目"中国慢乙肝临床治愈（珠峰）工程"，覆盖全国 31 个省市，培训超过千名临床医师，帮助数以万计的患者实现乙肝的临床治愈。2023 年起，该科在广东省内率先启动消除病毒性肝炎危害行动"星火项目"，大力推行"人群筛查、疫苗接种、规范化诊疗和长期管理"的肝炎"筛、防、治、管"一体化服务，至今已完成人群筛查 8 万多人次，接种乙肝疫苗 3 万多针次，并对肝炎患者进行规范诊治，创新实践了"政府主导、多方联动、医防融合、深入基层、全民参与"的基层肝炎防治体系。

三、教学工作

中山三院感染科"传染病学"课程获得了国家精品课程、国家级双语示范课程、教育部来华留学英语授课品牌课程、广东省精品开放课程、国家慕课联盟首批建设课程、国家一流本科课程等荣誉。该科是人民卫生出版社英文版统编教材 *Infectious Diseases* 主编单位，中文版统编教材第三至第七版主编单位、第八至第十版副主编单位。

该科是卫生部专科医师培训基地，国家教委首批硕士及博士学位授予单位，美国中华医学基金会（CMB）国内访问学者培训基地，博士后流动站。该科至今已举办 73 届全国传染病学进修班，结业学生超过 800 人，学员在全国各地传染病防治工作中发挥骨干作用。

四、科研工作

中山三院感染科作为广东省重点学科、广东省病毒性肝炎医学研究中心，承担国家传染病重大专项、"973"项目、国家自然科学基金及省部级各类基金项目共 200 余项，共有科研经费 7 000 多万元，发表论文 800 余篇，在 *New England Journal of Medicine*、*Cell*、*Lancet Oncology*、*Hepatology* 等国际顶级杂志上发表 SCI 论文 200 余篇。

医者仁心，善德为本。中山三院感染科一直秉承"真诚、勤业、大气、求索"的精神，不断探索、不断创新，以精湛的医术、优质的服务造福患者，回馈社会。

第二章

入科教育

一、入科教育安排

（1）入科时间：每月第一个工作日［面向新入科的住院医师、住院医师规范化培训（以下简称"住培"）学员、临床型研究生］，每周四下午（面向新入科的实习医师）。

（2）带教老师：住院总医师及医疗秘书。

（3）内容：感染科工作常规、感染科轮科管理与考核要求。

二、科室日常工作

（1）上班及值班时间：按照医院要求上班，需提早 15 min 到岗进行交接班。值班当日下午和次日下午补休。

（2）每晚 8:00 由二线值班医师带领住院总医师、值班住院医师、实习医生进行夜查房，如患者有病情变化，或有特殊医嘱需要更改，应及时书写病情记录，各级医师签名。

（3）不可在某一院区（如天河院区）开其他院区（如萝岗院区）的医嘱。

（4）新入院患者诊断或疑似诊断传染病，应及时填写"传染病疫情报告卡"。疑似诊断确诊后或修订诊断应再次报告，乙型肝炎、丙型肝炎填报一次即可。注意烈性传染病和新发传染病的报告时间和方式应遵照《中华人民共和国传染病防治法》的规定。

（5）及时网络上报院内感染，并登记在"院感登记本"中。

（6）各级医师上、下午至少各查房 1 次。

（7）针对新入院、病重及病情发生重大变化的患者，应及时将情况记录在"交接班本"中。

（8）对于出院病历，主管医师应在出院当日整理好，上级医师次日完成审阅；对于死亡病历，主管医师应在第二日前整理好，上级医师不超过第三日完成审阅。

（9）质量控制管理：急、危重患者抢救后应及时开抢救医嘱与书写抢救记录；针对住院超过 30 天的患者需每月登记 1 次，并填写"住院超过 30 天患者管理评价表"。

（10）各病区每周进行 1 次教授查房与病例讨论；每周开展全科学术活动或病例讨

论。系列住培课程（每半年 1 期）每周 1 次，需要住培医生凭工号自行登录中山三院 5G 智慧教学平台报名，按时参加。

（11）消毒隔离操作实践与考核：每月入科教育时安排操作指导，出科前进行考核。

（12）请假：须提前申请，请假不超过半天的须获得所在医疗组主治医师及教授批准，请假 1 天的须获得病区主任批准。原则上，根据在科室轮科时间，请假要求遵照医院相关规定。如要更换值班时间，须遵循同级别换班原则，经过住院总医师及医疗秘书同意，并在值班表上更改才生效，不得私自随意更改。请病假、事假超出上述范围的按医院住培医师管理要求执行。

三、感染科培养计划与要求

（一）轮转目的

（1）掌握：法定传染病报告与处理程序，病毒性肝炎的病原学、临床表现、诊断依据、鉴别诊断及治疗（重点：慢性乙型肝炎和丙型肝炎的抗病毒治疗、肝衰竭的诊断和治疗），艾滋病［人类免疫缺陷病毒（HIV）感染/获得性免疫缺陷综合征（AIDS）］的病原学、流行病学、临床表现、诊断（初筛和确认）、抗病毒治疗及各种并发症的治疗，伤寒、细菌性痢疾、细菌性食物中毒等肠道传染病的传播途径、诊断、鉴别诊断及特异治疗，脓毒血症与感染性休克的发病机制及抗休克治疗，抗菌药物的选择、临床应用及进展，寄生虫病的诊断和治疗，中枢性神经系统感染的诊断、鉴别诊断和治疗，不明原因发热的诊断与鉴别诊断。

（2）了解：厌氧菌感染的概况与治疗药物的选择，医院内感染的临床流行病学与防治，抗病毒药物的作用机制和选择，艾滋病抗病毒治疗的耐药检测原理、方法和判读，肝穿刺的适应证、禁忌证，人工肝支持治疗的适应证、原理和方法。

（二）基本要求

（1）学习病种及例数要求如下（表 2 - 1）。

表 2 - 1 病种及例数要求

病种	最低例数	病种	最低例数
病毒性肝炎（部分病例可在门诊学习）	10	发热待查	3
细菌性痢疾（包括门诊）	3	败血症、感染性休克	2
细菌性食物中毒	1	中枢性神经系统感染	2
艾滋病	1	肝脓肿	3

（2）以下病种根据本地区差异选择学习，例数不做具体要求：乙型脑炎、流行性脑脊髓膜炎、疟疾、霍乱、钩端螺旋体病、肾综合征出血热、棘球蚴病、黑热病、流行性腮腺炎、麻疹、伤寒、肝脓肿、阿米巴病、血吸虫病、肝吸虫病、囊虫病。

要求管理住院患者数不少于 12 例，其中全程管理不少于 6 例。

（3）基本技能要求：消毒隔离的程序，各种体液（血液、痰液、浆膜腔积液）的病原微生物培养及药敏试验的临床意义。

（三）较高要求

在基本要求的基础上学习以下疾病诊治知识和技能：

（1）高要求学习病种：传染性单核细胞增多症、医院内感染、弓形虫病、布鲁菌病、狂犬病。

（2）临床知识、技能要求：肝穿刺操作（观摩）。

（3）外语、教学、科研等能力的要求：写相关文献综述或读书报告 1 篇，参与教学、科研活动。

四、医德医风

（一）救死扶伤，全心全意为人民服务

（1）加强政治理论和职业道德学习，树立救死扶伤、以患者为中心、全心全意为人民服务的意识，弘扬白求恩精神。

（2）工作责任心强，热爱本职工作，坚守岗位，尽职尽责。

（二）尊重患者的权利，为患者保守医疗秘密

（1）不分民族、性别、职业、地位、贫富，平等对待患者，不歧视患者。

（2）维护患者的合法权益，尊重患者的知情权、选择权和隐私权，为患者保守医疗秘密。

（3）在开展临床药物和医疗器械试验、新技术和有创诊疗活动中，遵守医学伦理道德，尊重患者的知情同意权。

（三）遵纪守法，廉洁行医

（1）严格遵守卫生法律法规、有关行政规章制度和医学伦理道德，依法执业，保证医疗质量和安全。

（2）医疗服务活动中，不收受、不索要患者及其亲友的财物。

（3）不利用工作之便牟取私利，不收受药品、器械、耗材等的生产、经销企业和经销人员给予的回扣、财物及其他不正当利益，不通过介绍患者外出检查，治疗，购买药品、器械来牟取不正当利益。

（4）不开具虚假医学证明，不参与虚假医疗广告宣传和药品、医疗器械促销，不隐匿、伪造或违反规定涂改、销毁医学文书及有关资料。

（5）不违反规定外出行医，不违反规定鉴定胎儿性别。

（四）因病施治，规范医疗服务行为

（1）严格执行治疗规范和用药指南，合理检查、合理治疗、合理用药。

（2）认真落实有关控制医药费用的制度和措施。

（3）严格执行医疗服务和药品价格政策，不多收、乱收和私自收取费用。

（五）顾全大局，团结协作，和谐共事

（1）积极参加指令性医疗任务，以及社会公益性扶贫、义诊、助残、支农、援外等医疗活动。

（2）服从医院和科室的工作安排，团结协作，同事关系融洽，共同完成各项工作任务。

（六）严谨求实，努力提高专业技术水平

（1）积极参加在职培训，刻苦钻研业务技术，努力学习新知识、新技术，提高专业技术水平。

（2）增强责任意识，防范医疗差错、医疗事故的发生。

（七）做好医患沟通

基本要求：文明礼貌，优质服务，构建和谐的医患关系。

（1）关心、体贴患者，做到热心、耐心、爱心、细心。

（2）着装整齐，举止端庄，用语文明规范，服务态度好，无"生、冷、硬、顶、推、拖"现象。

（3）认真践行服务承诺，加强与患者的交流和沟通，构建和谐的医患关系。

第三章

考核要求

一、住培考核要求

（一）临床学习及理论考核

在医院轮科期间，学员必须使用中山三院5G智慧教学平台系统进行选课（每月至少参加5次课程）、课程签到及评价、日常考勤、双向评价、申请出科、参加技能及理论考核等一系列教学活动。其中任何一个环节不达标，系统将锁定而无法申请出科。

中山三院5G智慧教学平台链接：http://zssycsc.yuin－medical.com/#/login?redirect＝%2FHome。

在微信小程序搜索"中山三院5G智慧平台"，登录原始账号、密码均为学员姓名拼音小写全拼。偶尔出现轮科学员姓名全拼重名，则按来院顺序在姓名全拼后加注"2""3"等序号。如无法登录或登录后发现轮科安排有误，请及时联系医院继续教育科。

（二）操作内容及要求

1. 申请入科

（1）学员需在参加入科后的集体入科培训时，扫描入科培训老师发出的入科二维码，参加入科教育课程并评分，才可以分配到带教老师及在此科室轮科；不扫描入科二维码或者没有参加入科教育课程并评分者无法出科，将会影响带教老师分配、病历操作数据登记等。

（2）参加入科教育课程且进行评分。

2. 完成住培课程

每位住培学员当月需参加并评价课程5次（如轮科2个月，则须完成10次）。学习次数不达标将无法申请出科考试。其中住培小讲课不多于3次（如轮科2个月则不多于6次），病例讨论不少于1次，教学查房不少于1次。谨记在课程结束后及时给出课程评价，否则默认该次学习无效，不计入住培学习次数。

课程报名可点击"课程操作"→"课程报名"选项，界面将显示系列课程列表，点击"报名课程"即报名成功。

病例讨论和教学查房由个人所在病区的教研秘书负责，包括安排具体执行次数及时间。开课前扫描主讲者发布的课程二维码报名。谨记课后及时评价。

3. 登记临床实践内容

（1）病例病种数、操作数：住培学员需在本系统登记已完成的病例病种数、操作数，且每月需打印当月的轮科手册存档待查。

（2）手写大病历：每位学员须手写 2 份大病历，拍照后上传至本系统，并请带教老师审核评价。手写病历均用病历记录本书写，结业时需上交继续教育科存档。

4. 预约出科理论考核（在系统上自行预约）

住培学员自行点击"中山三院 5G 智慧平台"→"住培理论考核"→"在线考试"→"考试报名"选项进行预约。学员可以预约本次出科科室的理论考核，也可预约补考场次。

5. 技能考核

技能考核内容：穿脱隔离衣。学员考试前在病区自主学习（有教学视频），如有问题，积极与所在病区教研秘书和带教老师沟通。

6. 完成系统评价（须在出科当月 30 号下午 5∶00 前完成）

（1）在本系统上填写个人出科小结。

（2）在本系统上完成对带教老师的评价。

（3）请提醒自己的带教老师尽快完成手写大病历审核及住培评价。如遇特殊原因由不同带教老师带教，则需要所有带教老师都及时完成评价。

（4）请轮科病区护士长完成评价。

7. 申请出科（须在出科当月 30 号下午 5∶00 前完成）

完成上述各评价后，学员可提交出科申请，负责管理科室住培事务的人员会在次日前统一完成出科申请审核。不接受逾期和单独的出科申请。

（三）科室终审

如果学员完成了出科需要完成的事情且理论考核和技能考核都及格，则等待科室终审出科。如果学员完成了出科需要完成的事情但是理论考核或技能考核没有及格，则补考后等待科室终审出科。

二、实习考核要求

（一）实习纪律

实习纪律按照科室日常工作要求。

（二）教学活动

（1）每周 1 次教学查房（一般安排在周二下午 3∶00，实际以通知为准，须签到）。

（2）随病区参加病例讨论（一、二病区安排在周四上午 10∶00，三病区安排在周二上午 10∶00，均须签到）。

（3）技能培训：穿脱隔离衣（培训时间另行通知，须签到）。

（4）周五上午 10∶00 全科学术活动（肝病楼 16 楼讲学厅）。

（三）实习成绩

实习成绩包括平时成绩（10%）、病历考核成绩（30%）、理论考核成绩（30%）和技能考核成绩（30%）。

（四）出科考试

（1）出科考试包含技能考核（穿脱隔离衣）和理论考试（问答题 1 题 + 病例分析 1 题 + 书写医嘱）。

（2）出科考试一般安排在周三下午 2∶30，理论考试时间为 1 h，随后进行技能考核。

（3）考试当天同时上交手写大病历（带教老师已批改评分并签名）、"转科鉴定本"（已完成自评及小组评语）、"实习生辅导记录"、"教学评价表"、"实习医生平时成绩评分表"（带教老师已评分及签名）。

（五）日常工作

（1）态度端正，积极主动学习。

（2）学习开医嘱，但需要在带教老师在旁指导下进行。

（3）必须参与管床 4～6 张，入科第二天须登记带教老师姓名及所管床位，以便教学主任随时抽查，完成病历书写，分拣验单，积极参与操作。

（4）注意区分污染区（病房）、相对污染区（护士站、医生办公室）、清洁区（示教室、值班房），不能穿工衣进入清洁区。

（5）腹腔穿刺、放腹水等产生的医疗垃圾，务必自行到污物间处理，再将治疗车推回护士站。

（6）学习并执行手卫生，实施七步洗手法（每个洗手池墙面都贴有步骤图），并掌握手卫生时机：接触患者前，无菌操作前，接触患者后，接触患者体液、分泌物等后，接触患者周围环境后。

第四章
常见疾病诊断与治疗常规

一、肝损害相关疾病

（一）概述

1. **常见病因**

1）病毒性肝炎：

（1）甲型肝炎病毒（HAV）感染：高龄、重叠或混合感染其他病毒，静脉药瘾者感染 HAV 后可能有重型倾向。

（2）乙型肝炎病毒（HBV）感染：过度疲劳、精神刺激、饮酒诱因下病毒大量复制，撤药反应，合并严重感染，重叠戊型、丁型肝炎病毒感染，孕妇，合并甲状腺功能亢进（简称"甲亢"），合并糖尿病。

（3）丙型肝炎病毒（HCV）感染：混合感染或重叠感染。

（4）戊型肝炎病毒（HEV）感染：高龄、孕妇、重叠感染。

2）其他病毒感染：EB 病毒、巨细胞病毒、单纯疱疹病毒、水痘－带状疱疹病毒、柯萨奇病毒感染等。

3）药物性肝炎：抗结核药物（异烟肼、利福平约占 43.78%）、中药（16.67%）、抗微生物药（12.6%）、抗甲亢药物（5.6%）、抗肿瘤药物、解热镇痛药（如对乙酰氨基酚、阿司匹林、保泰松等）、激素、免疫抑制剂、抗精神病药、降糖药、降脂药、抗癫痫药、镇静药、降压药物等。

4）酒精性肝炎：长期大量饮酒，符合诊断标准。

5）严重或慢性感染：败血症、血吸虫病、钩端螺旋体病。

6）代谢性肝损害：肝豆状核变性、妊娠急性脂肪肝、瑞氏综合征、糖原贮积症等。

7）自身免疫性肝病：自身免疫性肝炎、原发性胆汁性胆管炎、原发性硬化性胆管炎等。

8）肿瘤引起弥漫性肝脏病变：淋巴瘤、急性白血病、恶性组织细胞病等恶性肿瘤弥漫性浸润。

9）缺血性肝炎：休克、心功能衰竭等。

10）非酒精性脂肪肝：代谢综合征。

2. 临床诊断

（1）急性肝炎：根据病程中是否出现黄疸，急性肝炎分为急性黄疸型肝炎和急性无黄疸型肝炎。急性肝炎起病较急，常有畏寒、发热、乏力、纳差、恶心、呕吐等急性感染症状。肝大、质偏软，谷丙转氨酶（ALT）显著升高。急性黄疸型肝炎血清胆红素高于 17.1 μmol/L，尿胆红素阳性，可有黄疸前期、黄疸期、恢复期三期经过，病程不超过 6 个月。

（2）慢性肝炎：病程超过半年或发病日期不明确而有慢性肝炎症状、体征、实验室检查改变者。常有乏力、厌油、肝区不适等症状，可有肝病面容、肝掌、蜘蛛痣、胸前毛细血管扩张、肝大、质偏硬、脾大等体征。根据病情轻重、实验室指标改变等综合评定慢性肝炎轻、中、重三度。

（3）肝衰竭：凝血酶原活动度（PTA）≤40%、总胆红素≥10 倍正常上限（ULN）或进行性升高（每天上升≥17.1 μmol/L）、肝浊音界进行性缩小、出现并发症（Ⅱ度以上肝性脑病，以及出现腹水、中毒性鼓肠、肝肾综合征、消化道出血、颅内出血等，合并严重感染）。

肝衰竭的分类见表 4-1。

表 4-1　肝衰竭的分类

分类	时间	肝性脑病	凝血功能	黄疸水平	肝浊音界	其他
急性肝衰竭	2 周内	Ⅱ度以上肝性脑病	PTA≤40%	10 倍以上或进行性升高即每天上升≥17.1 μmol/L	进行性缩小	出现腹水、中毒性鼓肠、肝肾综合征、消化道出血、颅内出血等并发症，合并严重感染
亚急性肝衰竭	15 天至 26 周					
慢加急性（亚急性）肝衰竭	慢性肝病基础上出现急性肝功能衰竭					
慢性肝衰竭	肝功能逐步衰退					

乙型肝炎慢加急性肝衰竭严重性评分见表 4-2。

表 4-2　乙型肝炎慢加急性肝衰竭严重性评分

项目	1 分	2 分	3 分	4 分
肝脏厚度/mm	>100	90～100	80～90	<80
右肝斜径/mm	>110	100～110	90～100	<90
PTA	30%～40%	20%～30%	10%～20%	<10%
总胆红素	10～20 倍	20～30 倍	30～40 倍	>40 倍

续表 4 – 2

项目	1 分	2 分	3 分	4 分
肝性脑病	Ⅰ 度	Ⅱ 度	Ⅲ 度	Ⅳ 度
腹水（B 超中腹腔内积液最大深度）/mm	40	40 ～ 80	80	合并单侧或双侧胸腔积液
肾功能异常（肌酐）/ULN	1.0 ～ 1.1	1.1 ～ 1.2	1.2 ～ 1.3	>1.3
白细胞计数/（×10⁶·L⁻¹）	10 ～ 15	15 ～ 20	>20	>20
中性粒细胞比例	70% ～ 80%	80% ～ 90%	>90%	合并肺炎

（4）淤胆型肝炎：起病类似急性黄疸型肝炎，但症状较轻，常有皮肤瘙痒，血清 γ – 谷氨酰转移酶（GGT）、碱性磷酸酶（ALP）升高，黄疸持续时间 3 周以上并能排除其他肝内外梗阻性黄疸者，可诊断急性淤胆型肝炎。在慢性肝炎基础上出现上述临床表现者可诊断慢性淤胆型肝炎。

（5）肝炎肝硬化：多有慢性肝炎病史。有乏力、腹胀、尿少、肝掌、蜘蛛痣、脾大、腹水、双下肢水肿、食道胃底静脉曲张、白蛋白下降、肝功能白球比例（A/G）倒置等肝功能受损和门脉高压表现。根据 Child-Pugh 肝功能分级标准，肝炎肝硬化分为代偿期和失代偿期，其中 A 级为代偿期，B、C 级为失代偿期。

（二）肝衰竭治疗概述

目前肝衰竭的内科治疗尚缺乏特效药物和手段，原则上强调早期诊断、早期治疗，采取相应的病因治疗和综合治疗措施，并积极防治并发症。肝衰竭诊断明确后，应动态评估病情、加强监护和治疗。以下为常用内科综合治疗措施。

1. **病因治疗**

（1）病毒性肝炎：尽可能选择高效、低耐药的核苷类药物进行抗病毒治疗。富马酸替诺福韦二吡呋酯 300 mg qd；富马酸丙酚替诺福韦 25 mg qd，需随食物服用；恩替卡韦 0.5 mg qd，服用前后各空腹 2 h。

（2）肝豆状核病：低铜饮食、驱铜治疗。

（3）药物性肝炎：停用所有可疑药物。

（4）自身免疫性肝炎：糖皮质激素/糖皮质激素联合硫唑嘌呤治疗。

（5）妊娠期急性脂肪肝：必要时终止妊娠。

（6）醋氨酚中毒：活性炭、N – 乙酰半胱氨酸治疗。

（7）毒蕈中毒：水飞蓟素或青霉素 G 治疗。

2. **对症治疗**

（1）护肝治疗：降酶、解毒、稳定细胞膜、利胆退黄、促肝细胞再生长等。详见第五章"二、肝病药物"相关内容。

（2）应用肠道微生态调节剂、乳果糖或拉克替醇等。

（3）免疫调节剂：在肝衰竭前期和早期，若病情发展迅速且无严重感染、消化道出血等激素使用禁忌者，可以短期使用中等剂量激素，一般使用甲强龙 40 ～ 80 mg/d，疗程 3 ～ 7 天，治疗过程中需密切监测患者病情变化。胸腺肽 α1 治疗肝病合并感染患者可能有助于降低病死率。

3．支持治疗

（1）卧床休息，口腔护理（5% 碳酸氢钠 250 mL 漱口；甘油 20 mL + 制菌霉素 200 万单位 + 维生素 B_2 20 mg 涂口腔）、外阴护理、防褥疮护理。

（2）营养支持：低蛋白、低脂饮食；肝昏迷时禁食或禁蛋白饮食；每天补充相应能量 1 500 kcal 以上，尽量补充高糖溶液，必要时补充支链氨基酸；注意维持水及电解质平衡，稳定内环境；补充脂溶性维生素及水溶性维生素。

（3）监护生命体征。

4．综合治疗及并发症的诊断及治疗

1）消化道症状对症处理。消化道症状对症处理药物医嘱见表 4 - 3。

表 4 - 3 消化道症状对症处理药物医嘱

呕吐	生理盐水（NS）	10 mL	iv
	甲氧氯普胺	10 mg	
	NS	10 mL	iv
	昂丹司琼	8 mg	
中毒性鼓肠	莫沙必利	5 mg	tid
	西甲硅油	2 mL	tid
	双歧杆菌乳杆菌三联活菌片	3 片	tid
便秘	乳果糖口服液	15 mL	依病情
	四磨汤口服液	10 mL	tid
	NS	100 mL	保留灌肠
	乳果糖口服液	45 mL	
	NS	90 mL	保留灌肠
	甘油	60 mL	
	33% 硫酸镁	30 mL	
顽固性呃逆	NS	10 mL	iv
	甲氧氯普胺	10 mg	
	巴氯芬	10 ～ 15 mg	bid 或 tid
	足三里针灸		依病情

2）凝血功能异常。凝血时间明显延长、纤维蛋白原下降。改善凝血功能药物医嘱见表 4 - 4。

表 4 – 4　改善凝血功能药物医嘱

补充凝血因子，改善凝血功能			
交叉配血			
申请输注 "A/B/O/AB 型" 血浆	200 mL	ivdrip	（接近正常水平所有凝血因子 400 mg 纤维蛋白）
或输注冷沉淀	10 ～ 20 U	ivdrip	（特定凝血因子缺乏：Ⅴ、Ⅷ、ⅩⅢ 因子，纤维蛋白原缺乏）
全身止血药物的使用			
{NS	10 mL	iv/im	qd
血凝酶	1 U		类凝血酶样作用
{NS/葡萄糖注射液（GS）	250 mL	ivdrip	qd
氨甲苯酸	0.5 g		通过血小板及血管途径止血
酚磺乙胺	0.3 g		抗纤溶（大量血尿慎用）
局部黏膜出血			
凝血酶粉剂	200 U		局部压迫止血（禁静脉使用）
0.1% 肾上腺素	1 支		局部棉球填塞压迫止血
上消化道出血			
监测生命体征、做好防护措施、建立静脉通道			
无中心静脉置管者开 "嘱托"：开通 2 条以上外周静脉通道			
心电监护（监测血压、脉搏、呼吸及血氧饱和度）			
禁食（禁水、禁药）			
低流量吸氧			
交叉配血　申请输浓缩红细胞（输红细胞交叉配血有效期 3 天）、血浆、冷沉淀			
检查			
血常规＋网织红细胞（RET），生化八项［含血清尿素氮（BUN）］，大便常规，血氨			
其他			
测中心静脉压（CVP）			
记录 24 h 出入量（记录精确尿量）		prn	
测四点血糖			
深静脉穿刺置管			
停口服药物、停疏通循环的静脉药物			

续表 4 - 4

输血、补充血容量			
血常规 + 网织红细胞计数			（安排输血后或第二天早上复查）
凝血四项			
生化十项 + 肝功十七项			
血氨			
林格氏液	500 mL	ivdrip	
含羟乙基淀粉制剂	500 mL	ivdrip	

质子泵抑制剂（PPI）制酸			
⎧ NS	100 mL	ivdrip	q8h ～ q12h
⎩ 泮托拉唑	40 mg	限制性补液者可改 iv	
奥美拉唑	40 mg	iv	q8h
⎧ 10% GS	250 mL	ivdrip	（维持 12 h，静滴前抽取 21 mL 静
⎩ 生长抑素	3 mg		脉注射）

降门脉压：有门脉高压性出血可能者

（1）醋酸奥曲肽注射液：皮下给药清除半衰期为 10 min，静脉注射后其消除呈双相，半衰期分别为 10 min 和 90 min。与生长抑素相比，奥曲肽作用时间更长，在抑制生长激素、胰高血糖素、胰岛素释放方面更强

⎧ NS	250 mL		
		ivdrip	q12h（21 mL/h）
⎩ 醋酸奥曲肽	0.6 mg		

（2）注射用生长抑素：静脉注射后半衰期一般为 1 ～ 3 min，以 75 μg/h 静滴后半衰期约为 2.7 min

⎧ 10% GS	250 mL	ivdrip	q12h（21 mL/h）（维持 12 h，静
⎩ 生长抑素	3 mg		滴前抽取 21 mL 静脉注射）

（3）若首推需先推止呕药，呕血者，头高偏一侧，常规用止呕药 NS 10 mL + 昂丹司琼 8 mg iv 或盐酸托烷司琼等

⎧ NS	10 mL	iv	（静脉注射生长抑素前）
⎩ 昂丹司琼	8 mg		

（4）止血药，可用于全身止血药物

⎧ 冰盐水	100 mL	po	qid 或 tid 口服
⎩ 凝血酶粉剂	600 ～ 800 U		

（5）三腔二囊管插管 + 置管术（药物治疗观察 12 h 左右）

续表 4 - 4

预防性抗感染
指南推荐使用喹诺酮类抗生素 7 天疗程；喹诺酮类抗生素耐药的可使用头孢类抗生素

预防性抗肝昏迷

$\begin{cases} 10\%\,GS & 100\ mL & ivdrip & qd \\ 乙酰谷酰胺 & 0.5\ g & & \end{cases}$

注意补液量及补液速度，禁食者补足液体生理需要量（包括见尿补钾 3 g），门脉高压严重，需限制性补液，以防大量腹水生成。根据中心静脉压相应调整补液速度

血压约维持在 90/60 mmHg；心率 <100 次/分

申请胃镜，大出血基本控制、基本情况稳定，内镜下行套扎、注射硬化剂或组织胶止血治疗

颅内出血

心电监护（测血压、心率、血氧饱和度，观察神志、瞳孔）

吸氧

记 24 h 出入量

留置胃管、尿管常规护理

急查抽血项目同上消化道出血

签字急查头颅 CT（送检过程中可能出现意外）

脱水：20% 甘露醇　　　　　　125 ～ 250 mL　　　依病情，如 q4h ～ q12h

补充凝血因子、冷沉淀

全身使用止血药物

3）脑水肿。

（1）有颅内压增高者须进行脱水治疗，可给予甘露醇 0.5 ～ 1.0 g/kg 或者高渗盐水治疗。

（2）袢利尿剂一般选用呋塞米，可与渗透性脱水剂交替使用。

（3）应用人血白蛋白，特别是肝硬化白蛋白偏低的患者，提高胶体渗透压可能有助于降低颅内压，减轻脑水肿症状。

（4）人工肝支持治疗。

（5）肾上腺皮质激素不推荐用于控制颅内高压。

（6）对于存在难以控制的颅内高压急性肝衰竭患者可考虑应用轻度低温疗法和吲哚美辛，后者只能用于大脑高血流灌注的情况下。

4）肝性脑病。

（1）肝性脑病分期见表 4 - 5。

表 4 - 5　肝性脑病分期

分期	神经中枢功能紊乱	体征	脑电图
Ⅰ期（前驱期）	睡眠倒置	扑击样震颤（ +/- ）	—
Ⅱ期（昏迷前期）	定向力、计算力下降、行为异常（大小便异常、言语异常、烦躁不安等）、嗜睡	扑击样震颤（ + ） 肌张力↑ 腱反射↑ 锥体束征（ + ）	δ 波频率 4 ～ 7 次/分
Ⅲ期（昏睡期）	昏睡		
Ⅳ期（昏迷期）	浅昏迷 深昏迷	肌张力↓ 腱反射↓ 扑击样震颤不能引出	δ 波频率 < 4 次/分

（2）肝性脑病发病机制和治疗措施见表 4 - 6。

表 4 - 6　肝性脑病发病机制及治疗措施

诱因及相关机制	治疗对症措施
肠道产氨增加	
高蛋白饮食	清淡、低蛋白饮食；严重时禁食
消化道出血	积极治疗消化道出血；清除消化道积血
肠道菌群失调	补充益生菌：双歧杆菌 4 片，tid
肠道感染，细菌产氨增加	可局部使用依诺沙星灌肠或全身用药
肠道排氨减少	
低钾血症、代谢性碱中毒，重吸收增加	纠正低钾血症；维持内环境稳定
便秘	乳果糖 15 mL，bid 或 tid
	NS 100 mL，保留灌肠
	乳果糖 30 mL
进入体循环增加	
门体分流	
门静脉/肝静脉栓塞、侧支循环建成	
肾前性氮质血症：利尿，大量放腹水，呕吐、腹泻，出血，感染	注意水平衡，利尿及放腹水后须积极补充胶体，提高有效血容量；积极治疗感染
脑内代谢紊乱	
支链氨基酸下降	补充支链氨基酸：复方氨基酸 500 mL ivdrip
假神经递质形成，神经兴奋性异常	调节脑细胞代谢及调节神经兴奋性：10% GS 100 mL ivdrip bid，乙酰谷酰胺 0.5 g

续表 4 - 6

诱因及相关机制	治疗对症措施
促进血氨代谢	$\begin{cases} 10\%\ GS\ 250\ mL\ 慢\ ivdrip（注意肌酐升高时禁用） \\ 门冬氨酸鸟氨酸\ 10 \sim 20\ g \end{cases}$
脑细胞水肿明显，致球结膜水肿等颅内压升高表现时	心电监护（测血压、心率、血氧饱和度、神志、瞳孔，q30min） 脱水：20% 甘露醇 125 ～ 250 mL，依病情，q8h ～ q12h
极度烦躁时	签字上防护带 插尿管、留置尿管护理、记尿量 东莨菪碱 0.3 mg iv prn 慎用安定类药物，防止呼吸抑制

5）腹水。腹水处理医嘱见表 4 - 7。

表 4 - 7　腹水处理医嘱

监测
　测腹围、体重，记录 24 h 尿量，B 超检查对比，限钠限水

腹腔穿刺术 + 抽液术 + 注药术
　腹水生化
　腹水常规
　腹水白蛋白
　腹水腺苷脱氨酶（ADA）
　腹水细菌 + 真菌 + 厌氧菌培养
　腹水涂片找细菌、真菌、抗酸杆菌
　腹水病理

$\begin{cases} NS \\ 呋塞米（速尿） \\ 多巴胺 \end{cases}$	10 mL 40 ～ 80 mg 20 mg	腹腔内注射（如为血性腹水，不使用多巴胺）
$\begin{cases} NS \\ 头孢吡肟 \end{cases}$	20 mL 2.0 g	腹腔内注射

补充白蛋白，利尿
20% 人血白蛋白	50 mL	ivdrip
5% 人血白蛋白	250 mL	ivdrip
螺内酯	40 mg	tid
呋塞米		根据尿量使用，可间隔使用，提高疗效

续表4-7

警惕自发性腹膜炎,加强抗感染
注意水电解质平衡;注意避免过度利尿,加重肾功能损害

6)肝肾综合征。

(1)诊断标准。

A. 肝肾综合征诊断主要标准见表4-8。

表4-8 肝肾综合征诊断主要标准

诊断主要标准	备注
急性或慢性肝病伴晚期肝衰竭及门脉高压	发生肝肾综合征病理基础
肾小球滤过率下降(肌酐>133 μmol/L,肌酐清除率<40 mL/min)	舒张及收缩肾血管物质失调,灌注下降,滤过率降低
无休克、进行性细菌感染,无近期或正在使用肾毒性药物,无胃肠道液体丢失或肾脏液体丢失(无水肿患者体重每天下降超过0.5 kg或水肿患者体重每天下降超过1 kg)	排除肾前性因素导致的肾功能损害
在停用利尿剂及应用1.5 L生理盐水扩容后肾功能无永久性改善(肌酐下降且≤133 μmol/L,肌酐清除率≥40 mL/min)	鉴别肾前性及肾性肾功能损害
尿蛋白<500 mg/d,超声未发现梗阻性泌尿系统疾病或肾实质疾病	排除基础肾实质疾病及肾后性梗阻性疾病

B. 肝肾综合征诊断次要标准:①尿量<500 mL/d;②尿钠<10 mmol/L;③尿渗透压>血浆渗透;④尿红细胞<50个/高倍视野;⑤血钠浓度<130 mmol/L。

急性肝衰竭多发生肝肾综合征 I 型诊断标准:肾功能急剧恶化,2周内肌酐升高超过原来的2倍,至高于221 μmol/L,或肌酐清除率下降超过50%,至低于20 mL/min。

(2)预防。肝肾综合征出现后预后极差,死亡率高,重点在于预防:积极防治感染;避免大量利尿及放腹水,利尿及放腹水后需补充白蛋白或血浆;避免使用肾毒性药物。

(3)治疗。

A. 扩容:扩容在肝肾综合征治疗中非常重要,使用白蛋白、血浆、全血等,同时避免使用加重循环血容量不足的药物或治疗手段。

B. 血管活性药物:特利加压素2 mg iv,可维持4~6 h;多巴胺的使用需慎重,其对生存率无改善。

C. 经颈静脉肝内门腔静脉分流术(TIPS):可作为肝移植等待供体过程中改善肾功能方法之一。

D. 连续性肾脏替代治疗(CRRT):可作为肝移植等待供体过程中维持患者生命的措施之一,或作为严重水肿患者的治疗措施;对于非严重体液超负荷者,CRRT无改善肾功能的作用,且增加出血、感染等并发症发生风险。

E. 肝移植：是肝肾综合征最理想的治疗手段；等待供体过程中可使用药物治疗方案或 TIPS 手术治疗，尽可能改善肾功能，肝移植术后效果较理想。

7）急性胰腺炎。重型肝炎本身可引起胰酶升高，诊断需慎重。急性胰腺炎处理医嘱见表 4 - 9。

表 4 - 9　急性胰腺炎处理医嘱

检查			
胰腺炎两项：生化 + C 反应蛋白			
血常规			
上腹部 CT			区分轻、重型胰腺炎
腹部立卧位平片			鉴别胃肠穿孔、肠梗阻等急腹症
禁食，根据腹胀及呕吐情况决定是否行胃肠减压			
制酸、抑制胰液分泌			
⎰10% GS ⎱生长抑素	250 mL 3 mg	ivdrip	根据病情，维持 12 h，静滴前抽取 21 mL 静脉注射；使用 3～5 天
⎰NS ⎱昂丹司琼	10 mL 8 mg	iv	（静脉注射生长抑素前）
奥美拉唑	40 mg	iv	q8h
加强控制腹腔感染			
补液维持内环境稳定：补充必须氨基酸、维生素、钾、钠等			
止痛：曲马多	0.1 g	im	

8）贫血。

（1）完善相关检查：元素六项、溶血性贫血五项、地中海贫血常规 + 葡萄糖 - 6 - 磷酸脱氢酶（G6PD）活性、阵发性睡眠性血红蛋白尿（PNH）两项。

（2）注意药物不良反应。

（3）注意肝炎后再生障碍性贫血，必要时行骨髓穿刺检查。

9）感染。内毒素血症及细胞因子的异常表达，是重型肝炎的第三重打击。由于免疫功能低下、肠道微生态失衡、肠黏膜屏障降低等，重型肝炎患者易合并感染。

病原学：大肠埃希菌等革兰氏阴性杆菌、葡萄球菌、肺炎链球菌、厌氧菌、肠球菌及假丝酵母菌等。

（1）自发性腹膜炎。

A. 临床表现：发热，腹痛及腹部压痛、反跳痛等腹膜刺激征。

B. 诊断标准：显微镜下中性粒细胞计数 $>250/mm^3$（$250 \times 10^6/L$）。

C. 其他指标：腹水总蛋白 <15 g/L，发生自发性细菌性腹膜炎（SBP）阳性率高；血清 - 腹水白蛋白梯度（SAAG）$\geqslant 11$ g/L 有协诊意义。

自发性腹膜炎抗生素使用医嘱见表4-10。

表4-10 自发性腹膜炎抗生素使用医嘱

抗菌药物	用法	肾功能不全者用法	注意事项
头孢哌酮舒巴坦	NS 100 mL ivdrip q8h~q12h 头孢哌酮舒巴坦3.0 g	调整用药间隔时间及剂量	注意会影响维生素K吸收,加重凝血功能异常
头孢吡肟	NS 100 mL ivdrip bid 头孢吡肟2.0 g	调整用药间隔时间及剂量	对厌氧菌耐药,需联合抗厌氧菌药物
哌拉西林他唑巴坦	NS 100 mL ivdrip q8h 哌拉西林他唑巴坦4.5 g	调整用药间隔时间及剂量	需皮试,对青霉素过敏患者禁忌使用
左氧氟沙星	左氧氟沙星0.6 g ivdrip qd	调整用药间隔时间	14岁以下儿童、孕妇、哺乳期妇女禁用
环丙沙星	环丙沙星0.4 g ivdrip qd	调整剂量	对革兰氏阴性杆菌作用为喹诺酮类中最强
莫西沙星	莫西沙星0.4 g ivdrip qd	无须调整剂量	妊娠和哺乳期妇女及18岁以下禁用
美罗培南	NS 100 mL ivdrip q8h 美罗培南0.5~1 g	调整用药间隔时间及剂量	有癫痫史或枢神经系统功能障碍的患者慎用
亚胺培南西司他汀	NS 100 mL ivdrip q6h~q12h 亚胺培南西司他汀1.0 g	调整用药间隔时间及剂量	注意消化道副作用、肾功能
甲硝唑	甲硝唑0.5 g ivdrip bid	无须调整剂量	消化道症状

其他治疗手段:补充白蛋白,利尿消除腹水;扩容,防止出现肝肾综合征;肝移植。

(2)胆系感染:抗生素尽可能覆盖革兰氏阴性杆菌、厌氧菌。

(3)肠道真菌感染:出现大便性状、次数改变,合并口腔真菌感染,可经验性使用抗真菌药物。可用氟康唑,首剂0.4 g,ivdrip,后以0.2 g,ivdrip,qd维持。症状好转后改氟康唑0.15 g,bid或qd。

(4)肺部感染:注意肺部听诊,复查胸片,注意肺部真菌感染。肺部感染相关医嘱见表4-11。

表4-11 肺部感染相关医嘱

化痰		
标准桃金娘油	0.3 g	tid
盐酸氨溴索	30 mg	tid

续表 4 - 11

{ NS	10 ~ 100 mL	iv 或 ivdrip, qd
盐酸氨溴索	90 ~ 120 mg	
{ NS	3 mL	雾化吸入, bid
盐酸氨溴索	15 mg	
解痉		
甲氧那明	2 片	tid
肺部真菌感染		
伏立康唑	6 mg/kg	q12h, 负荷剂量后改为 4 mg/kg
卡泊芬净	70 mg	qd, 负荷剂量后改为 50 mg
氟康唑	0.4 g	qd, 负荷剂量后改为 0.2 g

（5）泌尿系感染：清洁中段尿培养，抗生素覆盖革兰氏阴性杆菌。

针对感染在病程进入免疫抑制阶段可使用免疫增强剂。免疫增强剂相关医嘱见表 4 - 12。

表 4 - 12　免疫增强剂相关医嘱

药物	用量	用法
丙种球蛋白	10 g	ivdrip, qd, 5 ~ 7 天
{ NS	100 mL	ivdrip
胸腺五肽	20 mg	
胸腺肽 α_1	1.6 mg	皮下注射, biw

5. 肝移植

（1）绝对禁忌证：难以控制的全身性感染，肝外难以根治的恶性肿瘤，难以戒除的酗酒或吸毒，合并严重心、脑、肺等重要脏器器质性病变，难以控制的精神疾病。

（2）相对禁忌证：肝脏恶性肿瘤伴门静脉主干癌栓或转移，合并糖尿病、心肌病等预后不佳疾病，胆道感染所致败血症等严重感染，HIV 阳性，明显门静脉血栓形成等解剖学异常。

（三）病毒性肝炎

1. 病毒性肝炎的分类

病毒性肝炎是由多种肝炎病毒引起的，以肝脏损害为主的一组全身性传染病。各型病毒性肝炎临床表现相似，以疲乏、食欲减退、厌油、肝功能异常为主，部分病例出现黄疸，少数病例可发展为肝硬化或肝细胞癌。五种常见的病毒性肝炎特点见表 4 - 13。除肝炎病毒外，很多其他病毒，如巨细胞病毒、EB 病毒、腺病毒、黄热病毒、风疹病毒、单纯疱疹病毒、柯萨奇病毒、布尼亚病毒、埃可病毒等，也可以引起肝脏损伤，但这些肝脏损伤不包含在病毒型肝炎中。

表4-13 五种病毒性肝炎特点

分型	甲型	乙型	丙型	丁型	戊型
病毒核酸	RNA	DNA	RNA	RNA	RNA
主要传播途径	粪口传播	母婴、血液、体液传播	血液、母婴、体液传播	母婴、血液、体液传播	粪口传播
流行性	散发或流行	散发	散发，局部流行	散发	散发或流行
季节性	秋冬季	无	无	无	冬春季
潜伏期/周	4（2～6）	12（4～12）	6（2～12）	12（4～20）	6（2～9）
转归	自限	慢性化，可发展为肝硬化、肝癌	慢性化，可发展为肝硬化、肝癌	慢性化，加重病情	自限，少数免疫低下者可慢性化
现症感染依据（阳性）	抗HAV-IgM或HAV RNA	HBsAg或HBV DNA	HCV RNA	HDAg、抗HD-IgM、抗HDV RNA	抗HEV-IgM或HEV RNA
治疗	对症	抗病毒	抗病毒	抗病毒	对症/抗病毒
预防要点	水、粪管理，个人饮食卫生，疫苗接种	疫苗接种，母婴阻断、血液和血制品安全管理	治疗传染源，血液和血制品安全管理，静脉吸毒管理	疫苗接种，母婴阻断、血液和血制品安全管理	水、粪管理，个人饮食卫生，疫苗接种

（1）甲型肝炎。有急性肝炎临床表现，并具备下列任何一项均可确诊甲型肝炎：①抗HAV-IgM阳性；②抗HAV-IgG急性期阴性，恢复期阳性；③粪便中检出HAV颗粒或抗原或HAV RNA。

（2）乙型肝炎。急性乙型肝炎现已少见。慢性HBV感染可分为慢性乙型肝炎（CHB）、HBV携带者以及隐匿性慢性乙型肝炎（表4-14）。

表4-14 慢性HBV感染的分类及特点

HBV类型	分类	ALT	组织学	乙肝两对半	HBV DNA
慢性乙型肝炎（CHB）	HBeAg阳性CHB	异常	肝炎病变	HBsAg、HBeAg阳性，抗-HBe阴性	+
	HBeAg阴性CHB	异常	肝炎病变	HBsAg、抗-HBe阳性，HBeAg阴性	+

续表 4 - 14

HBV 类型	分类	ALT	组织学	乙肝两对半	HBV DNA
HBV 携带者	慢性 HBV 感染者	持续正常	无明显异常或轻度异常	HBsAg 阳性，HBeAg 或抗 - HBe 阳性	+
	非活动性 HBsAg 携带者	持续正常	病变轻微	HBsAg 阳性，HBeAg 阴性，抗 - HBe 阳性或阴性	-
隐匿性慢性乙型肝炎		异常	肝炎病变	HBsAg 阴性，可伴有抗 - HBs、抗 - HBe 和（或）抗 - HBc 阳性	+

（3）丙型肝炎。抗 HCV IgM 或（和）抗 HCV IgG 阳性、HCV RNA 阳性，可诊断为丙型肝炎。无任何症状和体征，肝功能和肝组织学正常者为无症状 HCV 携带者。

（4）丁型肝炎。有现症 HBV 感染，同时血清 HDAg 或抗 HD IgM 或高滴度抗 HD IgG 或 HDV RNA 阳性，或肝内 HDAg 或 HDV RNA 阳性，可诊断为丁型肝炎。低滴度抗 HD IgG 有可能为过去感染。不具备临床表现，仅血清 HBsAg 和 HDV 血清标记物阳性时，可诊断为无症状 HDV 携带者。

（5）戊型肝炎。急性肝炎患者抗 HEV IgG 高滴度，或由阴性转为阳性，或由低滴度到高滴度，或由高滴度到低滴度甚至转阴，或血 HEV RNA 阳性，或粪便 HEV RNA 阳性或检出 HEV 颗粒，均可诊断为戊型肝炎。抗 HEV IgM 阳性可作为诊断参考，但须排除假阳性。

2. 慢性乙型肝炎抗病毒治疗适应证

（1）对于血清 HBV DNA 阳性，ALT 持续异常（＞ULN），且排除其他原因所致慢性乙型肝炎者，建议进行抗病毒治疗。

（2）对于血清 HBV DNA 阳性者，无论 ALT 水平高低，只要符合下列情况之一，建议进行抗病毒治疗：①有乙型肝炎肝硬化家族史或肝细胞肝癌（HCC）家族史；②年龄大于 30 岁；③无创指标或肝组织学检查，提示肝脏存在明显炎症（G≥2）或纤维化（S≥2）；④HBV 相关肝外表现（如 HBV 相关性肾小球肾炎等）。

（3）临床确诊代偿期和失代偿期乙型肝炎肝硬化患者，无论其 ALT 和 HBV DNA 水平及 HBeAg 阳性与否，均建议进行抗病毒治疗。同时，应注意寻找并治疗肝硬化的其他病因，如酒精、肥胖、糖尿病、自身免疫或遗传代谢性肝病等。

慢性 HBV 感染抗病毒治疗适应证的选择流程如图 4 - 1 所示。

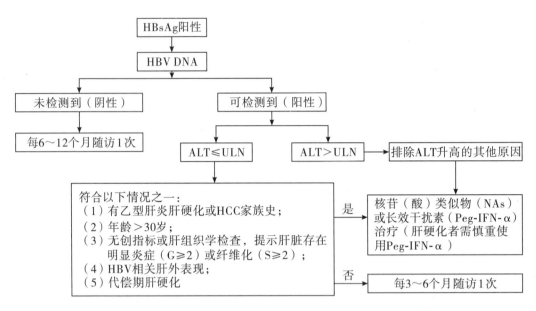

图 4-1 慢性 HBV 感染抗病毒治疗适应证的选择流程

3. 慢性乙肝抗病毒核苷（酸）类似物治疗

（1）HBeAg 阳性 CHB 患者首选核苷（酸）类似物（NAs）[如恩替卡韦（ETV）、替诺福韦（TDF）、丙酚替诺福韦（TAF）或艾米替诺福韦（TMF）]治疗。大多数患者需要长期用药，最好至 HBsAg 消失再停药。如因各种原因希望停药，若治疗 1 年 HBV DNA 低于检测下限、ALT 降至正常和 HBeAg 血清学转换，再巩固治疗至少 3 年（每隔 6 个月复查 1 次）仍保持不变，且 HBsAg < 100 IU/mL，可尝试停药，但应严密监测。延长疗程可减少复发。

（2）HBeAg 阴性 CHB 患者首选 NAs（如 ETV、TDF、TAF 或 TMF）治疗。建议 HBsAg 消失和（或）出现抗-HBs，且 HBV DNA 检测不到，巩固治疗 6 个月仍检测不到者，可停药随访。

（3）代偿期乙型肝炎肝硬化患者，推荐采用 ETV、TDF、TAF 进行长期抗病毒治疗；如果采用长效干扰素（Peg-IFN-α）治疗，需密切监测相关不良反应。

（4）失代偿期乙型肝炎肝硬化患者，推荐采用 ETV 或 TDF 长期治疗，禁用 Peg-IFN-α 治疗，若必要可以应用 TAF 治疗。

4. 慢性乙肝抗病毒干扰素治疗

我国已批准 Peg-IFN-α 和普通干扰素 α 用于治疗慢性乙肝。

（1）绝对禁忌证：妊娠或短期内有妊娠计划，有精神病史（具有精神分裂症或严重抑郁症等病史）、未能控制的癫痫、失代偿期肝硬化、未控制的自身免疫病、严重感染、视网膜疾病、心力衰竭、慢性阻塞性肺病等基础疾病。

（2）相对禁忌证：甲状腺疾病，既往抑郁症病史，未控制的糖尿病、高血压、心脏病。

（四）自身免疫性肝炎

1. 自身免疫性肝炎诊断评分系统

自身免疫性肝炎（AIH）诊断评分系统见表 4 - 15。

表 4 - 15　自身免疫性肝炎诊断评分系统

项目	因素	评分	理解
性别	女性	+2	发病男女比例为 1∶3.6
谷丙转氨酶（ALP）/谷草转氨酶（AST）（或 ALT）	<1.5 倍	+2	AIH 为肝细胞炎症坏死，一般不侵犯胆管，ALP 及胆红素多数仅轻到中度升高
	>3 倍	-2	
γ 球蛋白或 IgG 升高倍数	>2.0	+3	浆细胞分泌大量针对肝细胞抗原的自身抗体，故血清 γ 球蛋白和 IgG 升高是主要特征；儿童可出现不完全性 IgA 缺乏
	1.5 ～ 2.0	+2	
	1.0 ～ 1.5	+1	
	<1.0	0	
抗核抗体（ANA）、抗平滑肌抗体（抗 SMA）或抗肝肾微粒体抗体 I 型（抗 LKM1 抗体）滴度	>1∶80	+3	ANA、抗 SMA 同时出现对诊断 AIH 意义大，且滴度一般较高；抗 LKM1 抗体滴度是 2 型 AIH 特征性抗体，出现概率较高
	1∶80	+2	
	1∶40	+1	
	<1∶40	0	
抗线粒体抗体（AMA）	+	-4	原发性胆汁性肝硬化（PBC）特异性抗体，鉴别诊断
其他自身抗体	抗可溶性肝抗原/肝胰抗原抗体（抗 SLA/LP）、抗肝细胞溶质抗原 I 型抗体（抗 LC1）、抗中性粒细胞胞浆抗体（pANCA）、抗去唾液酸糖蛋白受体抗体（抗 ASGPR）	+2	抗 SLA/LP 为 1、3 型 AIH 特征性抗体；抗 LC1 为 2 型 AIH 特征性抗体；pANCA 可见于部分 AIH 患者；抗 ASGPR 为 AIH 器官特异性抗体，可用于评估病情及判断疗效
病毒感染活动标志物	+	-3	鉴别诊断，排除病毒性肝炎、药物性肝炎、酒精性肝病，诊断自身免疫性肝炎更有依据
	-	+3	
肝毒性药物服用史	有	-4	
	无	+1	

续表 4 – 15

乙醇摄入量	<25 g/d	+2	
	>60 g/d	–2	
伴随的免疫性疾病（包括一级家属）		+2	注意是否合并甲状腺炎、溃疡性结肠炎（UC）、1 型糖尿病、类风湿关节炎（RA）等
人类白细胞抗原（HLA）	DR3 或 DR4	+1	有一定遗传易感性
组织学特征	界面性肝炎	+3	特征病理改变为：汇管区大量浆细胞浸润并向肝实质侵入形成界面炎；肝小叶内点状或碎片状坏死，围绕胆小管形成玫瑰花环；汇管区炎症一般不侵犯胆管系统；严重病例出现肝硬化
	浆细胞浸润	+1	
	玫瑰花环	+1	
	无以上情况	–5	
	胆管改变	–3	
	非典型特征	–3	
对激素治疗反应	完全缓解	+2	AIH 对激素治疗较敏感
	缓解后复发	+3	

注：治疗前评分 >15 分可确诊 AIH；10 ～ 15 分为可疑 AIH。治疗后评分 >17 分可确诊 AIH；12 ～ 17 分为可疑 AIH。

2. AIH 简化评分系统

AIH 简化评分系统见表 4 – 16。

表 4 – 16 AIH 简化评分系统

项目	因素	分数
ANA 或 SMA 滴度	≥1 : 40	1
	≥1 : 80	2，满足任意 1 项得 2 分，不重复
抗 LKM1	≥1 : 40	2
抗 SLA	阳性	2
IgG	超过正常上限	1
	>1.1 倍正常上限	2
组织学特点	符合 AIH 改变	1
	典型 AIH 改变	2
排除病毒性肝炎	是	2

注：评分 ≥6 分为可疑 AIH；≥7 分可确诊 AIH。

3．AIH 特点

（1）女性发病率较高，发病年龄高峰为 15 ~ 24 岁及 45 ~ 64 岁。

（2）非特异性肝功能损害表现呈慢性进展型或为活动期 – 缓解期波动形式；30%的患者就诊时已出现肝硬化；可伴有关节痛、皮疹、发热、皮肤瘙痒等肝外表现；可伴甲状腺炎、溃疡性结肠炎、1 型糖尿病、类风湿性关节炎等其他自身免疫性疾病。

（3）体格检查：慢性肝病体征、黄疸、肝脾肿大或肝硬化体征。

（4）辅助检查：转氨酶升高较 ALP 明显，γ 球蛋白和 IgG 升高为主要表现，自身免疫性肝炎七项（风湿科实验室）及自身免疫性肝炎线性分析（免疫实验室）检查结果为阳性。自身免疫性肝炎抗体阳性意义见表 4 – 17。

表 4 – 17　自身免疫性肝炎抗体阳性意义

自身免疫性肝炎七项	阳性意义
抗核抗体（ANA）	同时出现对诊断 1 型 AIH 意义大、单独 AIH 非特异性抗体
抗平滑肌抗体（SMA）	
抗线粒体抗体（AMA）	对诊断 PBC 有意义，AIH 中也可阳性
抗可溶性肝抗原抗体（SLA）	1、3 型 AIH 诊断特异性
抗肝肾微粒体抗体（LKM）	2 型 AIH 特征性抗体
抗肝脏特异性蛋白抗体（LSP）	均为肝细胞膜抗体
抗肝细胞膜抗体（LMA）	

自身免疫性肝炎抗体线性分析意义见表 4 – 18。

表 4 – 18　自身免疫性肝炎抗体线性分析意义

自身免疫性肝炎抗体线性分析	意义
抗线粒体抗体 M_2 型（AMA-M_2）	对诊断 PBC 意义大
抗 I 型肝肾微粒体抗体（LKM1）	2 型 AIH 特征性抗体
抗可溶性肝抗原抗体（SLA）	1 型 AIH 诊断特异性，可见于 3 型 AIH
抗核孔膜蛋白抗体（gp210）	对诊断 PBC 意义大
抗 I 型肝细胞溶质抗原抗体（LC1）	2 型 AIH 特征性抗体
抗核小体蛋白抗体（sp100）	对诊断 PBC 意义大

（5）诊断：根据诊断评分系统进行积分诊断。

（6）鉴别诊断：病毒性肝炎、药物性肝炎、酒精性肝炎、系统性红斑狼疮等自身免疫性疾病肝损害。

4. 治疗

1）治疗指征。所有活动性 AIH 患者均应接受免疫抑制治疗，并可根据疾病活动度调整治疗方案和药物剂量。

（1）建议中度以上炎症活动的 AIH 患者［血清氨基转移酶水平 >3 倍 ULN、IgG >1.5 倍 ULN 和（或）中重度界面性肝炎］接受免疫抑制治疗。急性表现（ALT 或 AST >10 倍 ULN）或重症 AIH 患者［伴国际标准化比率（INR）>1.5］应及时启动免疫抑制治疗，以免进展至肝功能衰竭。

（2）对于轻微炎症活动［血清氨基转移酶水平 <3 倍 ULN、IgG <1.5 倍 ULN 和（或）轻度界面性肝炎］的老年（>65 岁）患者，需平衡免疫抑制治疗的益处和风险作个体化处理。暂不启动免疫抑制治疗者须严密观察，如患者出现明显的临床症状或出现明显炎症活动可进行治疗。

2）治疗方案。对于未经治疗的 AIH 成人患者，若非肝硬化或急性重症者，建议将泼尼松（龙）联合硫唑嘌呤（AZA）作为初始一线标准治疗方案，即泼尼松（龙）用于诱导缓解，AZA 用于维持缓解。该方案可显著减少泼尼松（龙）剂量及其不良反应。泼尼松（龙）可快速诱导症状缓解，而 AZA 需 6 ~ 8 周才能发挥最佳免疫抑制效果，多用于维持缓解。联合治疗尤其适用于同时存在下述情况，如绝经后妇女、骨质疏松、脆性糖尿病、肥胖、痤疮、情绪不稳以及高血压患者。泼尼松（龙）初始剂量为 0.5 ~ 1 mg/(kg·d)（通常 30 ~ 40 mg/d），诱导缓解治疗一般推荐如下用药方案：泼尼松（龙）30 mg/d 1 周、20 mg/d 2 周、15 mg/d 4 周，泼尼松（龙）剂量低于 15 mg/d 时，建议以 2.5 mg/d 的幅度渐减至维持剂量（5 ~ 10 mg/d）；维持治疗阶段甚至可将泼尼松（龙）完全停用，仅以 AZA 50 mg/d 单药维持。需要强调的是，糖皮质激素的减量应遵循个体化原则，可根据血清 ALT、AST 和 IgG 水平改善情况进行适当调整。如患者改善明显可较快减量，而疗效不明显时可维持原剂量 2 ~ 4 周。可在使用泼尼松（龙）2 ~ 4 周后出现显著生化应答后再加 AZA，初始剂量为 50 mg/d，可视毒性反应和应答情况渐增至 1 ~ 2 mg·kg/d。理想情况下泼尼松（龙）可撤药，仅 AZA 单药维持。伴发黄疸的 AIH 患者可先以糖皮质激素改善病情，总胆红素水平恢复至较低水平（<50 μmol/L）时再考虑加用 AZA 联合治疗。

泼尼松（龙）单药治疗适用于合并血细胞减少、巯基嘌呤甲基转移酶功能缺陷、并发恶性肿瘤的 AIH 患者。AIH "可能" 诊断的患者也可以单药泼尼松（龙）进行试验性治疗。活动性 AIH 相关肝硬化失代偿期患者在预防并发症的基础上可谨慎使用小剂量糖皮质激素（一般剂量为 15 ~ 20 mg/d）口服，疾病好转后应快速减量至维持量（一般剂量为 5.0 ~ 7.5 mg/d）。

3）治疗终点。免疫抑制治疗一般持续 3 年以上，停药前患者需维持血清 AST、ALT 和 IgG 水平降至正常范围内（即获得生化缓解）2 年以上。

4）用药过程需要观察的药物不良反应。

（1）糖皮质激素：库欣综合征（表现为肥胖、多毛、痤疮、高血压、高血糖、水钠潴留等，增加复杂感染风险）、胃十二指肠溃疡或出血、骨质疏松、病理性骨折、股骨头坏死、精神行为异常、致畸等。

（2）硫唑嘌呤：骨髓抑制（表现为粒细胞缺乏、再生障碍性贫血，增加复杂感染风险）、中毒性肝炎、脱发、黏膜溃疡、口腔炎、视网膜出血、腹腔出血、肺水肿、致畸、增加并发肿瘤风险等。

（五）原发性胆汁性胆管炎

1. 特点

原发性胆汁性胆管炎（PBC）老年女性多发，平均发病年龄为 50 岁，男女发病比例为 1：9；患者一级亲属发病率增高。

组织学特点：非化脓性破坏性胆管炎及小叶间胆管破坏。

2. 临床表现

PBC 临床表现见表 4 - 19。

表 4 - 19　PBC 临床表现

病理改变	相关机制	临床表现	实验室检查	指导治疗
非化脓性破坏性胆管炎及小叶间胆管破坏	胆汁淤积性黄疸	尿黄、身目黄染、大便颜色变浅（典型表现为排白陶土样大便）、乏力、皮肤瘙痒	ALP、GGT 升高明显（常超过正常水平 5 倍）；黄疸以直接胆红素升高为主，间接胆红素/总胆红素（IB/TB）＞50%，尿胆原降低，尿胆红素升高	熊去氧胆酸（UDCA）13 ～ 15 mg/kg，促进内源性胆酸分泌
	高胆固醇血症	色素沉着、黄色瘤、皮下大量胆固醇沉积	高胆固醇血症、高甘油三酯血症	UDCA 治疗，若无效，加用降脂药物
	影响维生素吸收			
	维生素 D 缺乏	骨质疏松	低钙血症	补充雌激素、二磷酸盐
	维生素 A 缺乏	夜盲		补充脂溶性维生素
	维生素 E 缺乏	反射异常、本体感觉减退、共济失调等神经系统异常		补充脂溶性维生素

续表 4 - 19

	相关机制	临床表现	实验室检查	指导治疗
非化脓性破坏性胆管炎及小叶间胆管破坏	维生素 K 缺乏	加重凝血功能异常	凝血酶原时间（PT）延长	维生素 K 5～10 mg/d 静脉滴注或肌内注射
	肝硬化失代偿期	腹水、门脉高压、静脉曲张、上消化道出血	白球比倒置，脾功能亢进，肝纤维化指标升高，影像学检查提示肝硬化	UDCA 治疗，减轻纤维化，对症治疗

　　PBC 还可合并其他自身免疫性疾病，如干燥综合征、硬皮病、类风湿性关节炎、皮肌炎、混合结缔组织病、肾小管酸中毒、甲状腺炎、肺纤维化、炎症性肠病等。

3. 抗体检查

特殊抗体检查意义见表 4 - 20。

表 4 - 20　特殊抗体检查意义

相关抗体及免疫学检查	意义
抗线粒体抗体（AMA）	PBC 阳性率 90%，特异性 95%
抗线粒体抗体 M_2 型（AMA-M_2）	对诊断 PBC 意义更大
抗核孔膜蛋白抗体（抗 gp210 抗体）	对诊断 PBC 意义大
抗核小体蛋白抗体（抗 Sp100 抗体）	对诊断 PBC 意义大
非特异性抗核抗体（ANA）	30% PBC 患者出现阳性，50% AMA 阴性 PBC 患者可单独出现 ANA 阳性
IgM	AMA 阳性 PBC 患者常见升高
IgG	AMA 阴性 PBC 患者可见升高
核周型抗中性粒细胞胞浆抗体（P-ANCA）	与溃疡性结肠炎及 PBC 密切相关

　　部分可监测出其他自身抗体，如抗血小板抗体、抗甲状腺抗体等。

4. 诊断标准

（1）存在胆汁淤积生化学特点：主要为 ALP 升高。

（2）特异性自身抗体：① AMA >1：100（国内标准）；② AMA-M2；③ 特异性 ANA：抗 Sp100 或抗 gp210 抗体。

（3）组织学改变：典型改变为非化脓性破坏性胆管炎及小叶间胆管破坏。

5. 鉴别诊断

排除其他梗阻性黄疸疾病：肝外胆管阻塞 [腹部磁共振胰胆管成像（MRCP）检

查]、原发性硬化性胆管炎［腹部 MRCP 或内镜下逆行胰胆管造影（ERCP）检查，AMA 阴性]。其他：瘀胆型肝炎、妊娠期肝内胆汁淤积、药物性胆汁淤积、术后良性黄疸、静脉高营养所致胆汁淤积、感染所致胆汁淤积、良性复发性肝内胆汁淤积（BRIC）、进行性家族性肝内胆汁淤积（PFIC）等。

6. 治疗

（1）UDCA。每天 13 ～ 15 mg/kg 长期治疗，1 年后评估生物化学应答。

良好的生物化学应答定义：ALP 较治疗前水平下降超过 40% 或恢复正常，ALP ≤ 3 ULN 且 AST ≤ 2 ULN，总胆红素（TBil）≤ 17.1 μmol/L。正确治疗 10 ～ 20 年可提高长期生存率。

（2）糖皮质激素。可改善血清学及组织学指标，受骨密度影响，限制使用硫唑嘌呤、环孢素 A。不推荐作为标准治疗。

（3）肝移植。肝移植适应证：难以忍受的皮肤瘙痒；骨质疏松导致频繁骨折。终末期肝病表现：生活质量不能耐受的失代偿期肝硬化患者，难治性腹水和自发性腹膜炎，反复静脉曲张破裂出血，肝性脑病，肝细胞癌而预期寿命超过 1 年。生化指标：TBil > 103 μmol/L，终末期肝病模型（MELD）积分 > 12 分。

（六）原发性硬化性胆管炎

原发性硬化性胆管炎（PSC）是一种以多灶性胆管狭窄和进展期肝病为特征的少见疾病。PSC 是一种持续进展性疾病，从肝内外胆管炎症、胆管纤维化、肝硬化、肝功能衰竭直至死亡。诊断主要依据：①影像学检查示胆管系统呈多灶性狭窄、节段性扩张、串珠状及枯树枝样改变。②碱性磷酸酶（ALP）和 γ - 谷氨酰转移酶（GGT）等相关肝酶指标升高和（或）胆汁淤积症状等表现。对于经典 PSC 患者，肝脏组织学检查并非必须。诊断小胆管型 PSC 需要进行肝脏组织学检查，病理表现包括小胆管周围纤维组织增生，呈同心圆性洋葱皮样改变。

1. 临床表现

PSC 早期多无症状，部分患者体检或因炎症性肠炎（IBD）进行肝功能筛查时诊断 PSC。约 50% 的患者表现为间断右上腹疼痛、黄疸、瘙痒、乏力、发热和体重下降。黄疸呈波动性、反复发作，可伴有中低热或高热及寒战。PSC 临床表现多样，常见以下表现：①无症状，仅体检时偶然发现 ALP/GGT 升高；② IBD 患者行肝功能筛查时发现 ALP 升高；③胆汁淤积引起的黄疸、瘙痒等；④进展期肝病、肝硬化所致，出现门静脉高压引起静脉曲张出血、腹水等；⑤反复发作的胆管炎，表现为发热、寒战、右上腹痛、黄疸等；⑥肝衰竭，表现为进行性黄疸加重及凝血障碍；⑦癌变，PSC 患者易患胆管癌，PSC 确诊后 5 年、10 年、终生患胆管癌的风险分别为 7%、8% ～ 11%、10% ～ 20%。发生胆管癌的 PSC 患者肝功能迅速恶化、黄疸加重，可伴有体重减轻。PSC 合并溃疡性结肠炎（UC）患者发生结直肠肿瘤风险增加，以右半结肠癌多见，可出现体重减轻、不全肠梗阻等症状。PSC 可并发脂溶性维生素缺乏症、代谢性骨病等，还可伴有与免疫相关的疾病，如甲状腺炎、红斑狼疮、风湿性关节炎等。

2. PSC 的治疗药物

（1）熊去氧胆酸（UDCA）：早期非对照临床研究显示，UDCA 可以改善 PSC 患者的临床和生物化学指标。随后的一些随机对照试验（RCT）进一步评估了 UDCA 治疗 PSC 的效果。这些临床研究评估了不同剂量 UDCA 的治疗作用：小剂量 UDCA（每天 10 ~ 15 mg/kg）可以改善患者的肝脏生物化学指标，但无法改善患者的肝移植、死亡等长期临床终点；大剂量 UDCA 不仅无获益，反而增加死亡、肝移植风险，严重不良事件发生率明显增加。两项中等剂量 UDCA（每天 17 ~ 23 mg/kg）治疗 PSC 的 RCT 研究显示，中等剂量 UDCA 可以改善患者肝脏组织学，并有降低肝移植率、死亡率及胆管癌发生率的趋势。但随后的研究则显示中等剂量 UDCA 不能提高患者的 5 年生存率。

（2）糖皮质激素和免疫抑制剂：糖皮质激素治疗 PSC 的研究较少。单臂前瞻性临床研究显示，布地奈德可以改善 PSC 患者的肝脏生化指标，而泼尼松和布地奈德的随机对照临床研究则发现只有泼尼松可改善 PSC 患者的肝脏生化指标。

（3）其他药物：除上述提到的药物之外，也有对一些抗菌药物治疗 PSC 进行的临床研究，包括万古霉素、甲硝唑、利福昔明等。

3. PSC 瘙痒的治疗

瘙痒是 PSC 患者最常见的临床症状之一，20% ~ 60% 的 PSC 患者可以出现瘙痒症状。治疗 PSC 瘙痒的一线药物为考来烯胺，二线药物为利福平和纳曲酮，但是其推荐级别和证据等级都相对比较低。

4. 胆管狭窄的内镜治疗

胆管显性狭窄（DS）的定义：ERCP 胆管造影时，胆总管直径≤1.5 mm 或左右肝管汇合处 2 cm 范围内肝管直径≤1 mm。前瞻性研究显示，44% 的 PSC 患者随着随访时间的延长会发生胆管显性狭窄。针对 PSC 患者胆管显性狭窄的内镜治疗方式主要是 ERCP 下球囊扩张、支架置入，或二者联合。

5. 肝移植

肝移植是 PSC 唯一有效的治疗方法。肝移植广泛开展之前，多数 PSC 患者因肝衰竭死亡，肝移植改变了 PSC 的临床结局，目前 PSC 患者首位的死亡原因是胆管癌。一般情况下，PSC 患者肝移植后的长期预后良好，欧美国家 PSC 患者肝移植后的 5 年生存率可达到 85%。我国针对 PSC 患者肝移植术后的研究较少。

（七）药物性肝损害

1. 概述

药物性肝损伤/损害是指由各类处方或非处方的化学药物、生物制剂、传统中药（TCM）、天然药（NM）、保健食品（HP）、膳食补充剂（DS）及其代谢产物乃至辅料等所诱发的肝损伤。传统中药是指在我国中医等传统民族医药学理论指导下生产和使用的各种草药与非草药类的中药材、饮片及复方中成药。天然药是指应用现代医药理论和技术制备的天然药用物质及其制剂。引起药物性肝损伤的常见药物见表 4-21。

表 4 - 21　引起药物性肝损伤的常见药物

药物分类	常见药物
非甾体抗炎药	对氨基水杨酸钠、对乙酰氨基酚、布洛芬、吲哚美辛、羟氯喹、阿司匹林
抗感染药物（含抗结核药物）	利福平、吡嗪酰胺、链霉素、异烟肼、青霉素、苯唑西林、氨苄西林、哌拉西林、阿莫西林、头孢唑林、头孢拉定、头孢氨苄、头孢呋辛、头孢曲松、头孢他啶、阿米卡星、庆大霉素、多西环素、米诺环素、红霉素、阿奇霉素、克拉霉素、克林霉素、磷霉素、复方磺胺甲噁唑、磺胺嘧啶、诺氟沙星、环丙沙星、左氧氟沙星、莫西沙星、甲硝唑、替硝唑、氨苯砜、氟康唑、两性霉素 B、伊曲康唑、阿昔洛韦、更昔洛韦、奥司他韦、恩替卡韦、利巴韦林、氯喹、羟氯喹、伯氯喹、乙胺嘧啶
抗肿瘤药物	环磷酰胺、环孢素、异环磷酰胺、白消安、甲氨蝶呤、巯嘌呤、阿糖胞苷、氟尿嘧啶、吉西他滨、顺铂、奥沙利铂、卡铂、维 A 酸、卡培他滨
中枢神经系统用药	奥卡西平、卡马西平、金刚烷胺、苯海索、溴隐亭、苯妥英钠、苯巴比妥、拉莫三嗪、氟哌啶醇、氯氮平、利培酮、喹硫平、氟西汀、多塞平、米氮平、文拉法辛、地西泮、艾司唑仑、唑吡坦、咪达唑仑
心血管系统用药	胺碘酮、硝普钠、缬沙坦、卡托普利、赖诺普利、依那普利、美西律、阿替洛尔、硝苯地平、地尔硫䓬、普萘洛尔、美托洛尔、艾司洛尔、拉贝洛尔、非洛地平、波生坦、阿托伐他汀、瑞舒伐他汀、非诺贝特
代谢性疾病用药	胰岛素、二甲双胍、阿卡波糖、利拉鲁肽、瑞格列奈、吡格列酮、西格列汀、利格列汀、甲巯咪唑、丙硫氧嘧啶
激素类药物	甲羟孕酮、胰岛素、甘精胰岛素、他莫昔芬、来曲唑、甲状腺片、左甲状腺素钠、己烯雌酚、尼尔雌醇
生物制剂	英夫利昔单抗、曲妥珠单抗、培美曲塞、干扰素 β-1a/1b
TCM、NM、HP、DS	何首乌、薄荷、柴胡、黄芪、雷公藤、番泻叶、菊三七、鱼藤、蓖麻子、小柴胡汤、消银片、洋甘菊、䔥草花

注：参考《国家基本药物目录（2018 版）》、药物性肝损伤专业网（http://www.hepatox.org/enTypeDrug）及药物说明书。

2. **诊断**

DILI 的诊断评估方案主要有 Roussel Uclaf 因果关系评估法（RUCAM），Roussel Uclaf 因果关系评估量表见表 4 - 22。

表 4 - 22　Roussel Uclaf 因果关系评估量表

药物：_____初始 ALT：_____初始 ALP：_____ R 值 = $[ALT/ULN] \div [ALP/ULN]$ = _____

肝损伤类型：肝细胞损伤型（$R \geqslant 5.0$），胆汁淤积型（$R \leqslant 2.0$），混合型（$2.0 < R < 5.0$）

1. 用药至发病时间	肝细胞损伤型		胆汁淤积型或混合型		评价计分
	初次用药	再次用药	初次用药	再次用药	
○从用药开始					
●提示	5～90 天	1～15 天	5～90 天	1～90 天	+2
●可疑	90 天	>15 天	90 天	>90 天	+1
○从停药开始					
●可疑	≤15 天	≤15 天	≤30 天	≤30 天	+1

注：若肝损伤反应出现在开始服药前，或停药后 >15 天（肝细胞损伤型）或 >30 天（胆汁淤积型），则应考虑肝损伤与药物无关，不应继续进行 RUCAM 评分

2. 病程	ALT 在峰值和 ULN 之间的变化	ALP（或 TBil）在峰值与 ULN 之间的变化	评价计分
○停药后			
●高度提示	8 天内下降≥50%	不适用	+3
●提示	30 天内下降≥50%	180 天内下降≥50%	+2
●可疑	不适用	180 天内下降<50%	+1
●无结论	无资料或 30 天后下降≥50%	不变、上升或无资料	0
●与药物作用相反	30 天后下降<50% 或再次升高	不适用	-2
○若继续用药			
●无结论	出现以上任何情况	出现以上任何情况	0

3. 危险因素	饮酒	饮酒或妊娠（任意一种）	评价计分
○饮酒因素或妊娠	有	有	+1
	无	无	0
○年龄	≥55 岁	≥55 岁	+1
	<55 岁	<55 岁	0

4. 伴随用药	评价计分
○无伴随用药，或无资料，或伴随用药至发病时间不相符合	0
○伴随用药至发病时间相符合	+1
○伴随用药已知有肝毒性，且至发病时间提示或相符合	+2
○伴随用药的肝损伤证据明确（再刺激反应呈阳性，或与肝损伤明确相关并有典型的警示标志）	+3

续表 4 - 22

5. 除外其他肝损伤原因	评价计分

第 I 组（6 种病因）

○急性甲型肝炎（抗 HAV-IgM 阳性）或 HBV 感染［HBsAg 和（或）抗 HBc-IgM 阳性］或 HCV 感染［抗 HCV 阳性和（或）HCV RNA 阳性，伴有相应的临床病史］

○胆道梗阻（影像检查证实）

○酒精中毒（有过量饮酒史且 AST/ALT≥2）

○近期有低血压、休克或肝脏缺血史（发作 2 周以内）

第 II 组（2 类病因）

○合并自身免疫性肝炎、脓毒症、慢性乙型或丙型肝炎、原发性胆汁性胆管炎（PBC）或原发性硬化性胆管炎（PSC）等基础疾病

○临床特征及血清学和病毒学检测提示急性巨细胞病毒（CMV）、EB 病毒（EBV）或单纯疱疹病毒（HSV）感染

●排除第 I 组和第 II 组中的所有病因	+2
●排除第 I 组中的所有病因	+1
●排除第 I 组中的 5 或 4 种病因	0
●排除第 I 组中的少于 4 种病因	-2
●非药物性因素高度可能	-3

6. 药物既往肝损伤信息	评价计分
○肝损伤反应已在产品介绍中标明	+2
○肝损伤反应未在产品介绍中标明，但曾有报道	+1
○肝损伤反应未知	0

7. 再用药反应	ALT 水平	ALP 或 TBil 水平	评价计分
○阳性	再次单用该药后 ALT 升高 2 倍	再次单用该药后 ALP（或 TBil）升高 2 倍	+3
○可疑	再次联用该药和曾同时应用的其他药物后，ALT 升高 2 倍	再次联用该药和曾同时应用的其他药物后，ALP（或 TBil）升高 2 倍	+1
○阴性	再次单用该药后 ALT 升高，但低于 ULN	再次单用该药后 ALP（或 TBil）升高，但低于 ULN	-2
○未做或无法判断	其他情况	其他情况	0

　　总分意义判定：>8 分为极可能；6～8 分为很可能；3～5 分为可能；1～2 分为不太可能；≤0 分可排除

　　1）基本条件。

　　（1）有药物暴露史及与之相一致的潜伏期，免疫特异质性者多为 1～5 周，代谢特

异质性者短则数周、数月，长则 1 年以上。

（2）排除其他原因或疾病所致的肝损伤或肝功能异常。

（3）一旦拟诊为药物性肝损伤，停药后，血清 ALT 应于 2～3 周后开始逐步下降，并于 30 天内不再上升，其他血清肝功能指标亦应有所改善。

2）参考条件。

（1）肝外系统表现，如发热、皮疹、关节痛或淋巴结肿大等，有系统脉管炎者更有助诊断。

（2）血常规显示嗜酸性粒细胞增多（大于6%）。

（3）免疫学检查：相关药物致敏的巨噬细胞移动抑制试验和（或）淋巴细胞转化试验阳性。

（4）药物性肝损伤的组织学改变，可呈现肝小叶或腺泡的区带坏死、微泡脂肪肝、嗜酸性粒细胞浸润、单纯性淤胆、破坏性胆管病变、肝血管损害病变以及肉芽肿性肝炎等。

（5）偶尔因再次给药，迅速激发病变复发。

3）确诊。诊断药物性肝损伤时，应详细询问药物暴露史，包括服用药物起止日期、剂量等。然后进行全面分析，综合判断，符合上述基本条件者可以作出初步诊断，如再加上参考条件中任何 2 项者可以确诊。

4）DILI 严重程度分级。目前国际上通常将急性 DILI 的严重程度分为 1～5 级。中华医学会参与编写的《药物性肝损伤诊治指南（2023 版）》将 DILI 分为 0～5 级，内容如下：

（1）0 级（无肝损伤）：患者对暴露药物可耐受，无肝毒性反应。

（2）1 级（轻度肝损伤）：血清 ALT 和（或）ALP 水平呈可恢复性升高，TBil <2.5 ULN（2.5 mg/dL 或 42.75 μmol/L），且国际标准化比值（INR） < 1.5。多数患者可适应。可有或无乏力、虚弱、恶心、厌食、右上腹痛、黄疸、瘙痒、皮疹或体重减轻等症状。

（3）2 级（中度肝损伤）：血清 ALT 和（或）ALP 水平升高，TBil ≥2.5 ULN，或虽无 TBil 升高，但 INR ≥1.5。上述症状可有加重。

（4）3 级（重度肝损伤）：血清 ALT 和（或）ALP 水平升高，TBil ≥5 ULN（5.0 mg/dL 或85.5 μmol/L），伴或不伴 INR ≥1.5。患者症状进一步加重，需要住院治疗，或住院时间延长。

（5）4 级（急性肝衰竭）：血清 ALT 和（或）ALP 水平升高，TBil ≥10 ULN（10.0 mg/dL 或171.0 μmol/L）或每日上升 ≥1.0 mg/dL（17.1 μmol/L），INR ≥2.0 或 PTA <40%，可同时出现腹水或肝性脑病，或与 DILI 相关的其他器官功能衰竭。

（6）5 级（致命）：因 DILI 死亡，或需接受肝移植才能存活。

5）DILI 的诊断流程。DILI 的诊断流程见图 4-2。

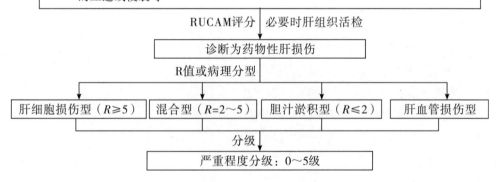

图4-2　DILI的诊断流程

6）DILI 的规范诊断格式。完整的 DILI 诊断应包括诊断命名、临床类型、病程、RUCAM 评分结果、严重程度分级。例如：药物性肝损伤，肝细胞损伤型，急性，RUCAM 9 分（极可能），严重程度3级；药物性肝损伤，胆汁淤积型，慢性，RUCAM 7 分（很可能），严重程度 2 级。

3. 治疗

1）处理原则。

（1）确定是否需要停止使用导致肝损伤的药物。

（2）在多种药物合并使用的情况下，尽可能明确可致肝损伤的药物。

（3）合并其他慢性肝病者出现药物性肝损伤时立即停药。

（4）重度药物性肝损伤要尽早实施人工肝治疗和适时进行肝移植。

（5）慎重选择合适的"保肝、退黄"药物。

2）治疗措施。

（1）急性中毒时进行透析治疗。

（2）药物治疗：轻中度肝细胞损伤型及混合型，轻度者可用水飞蓟素、双环醇；炎症明显者可用甘草酸制剂如异甘草酸美注射液、复方甘草酸苷片等；胆汁淤积型可使用熊去氧胆酸、腺苷蛋氨酸；血管损伤型早期应用低分子肝素抗凝治疗对肝窦阻塞综合征（HSOS）有效；肝衰竭早期可积极使用 N - 乙酰半胱氨酸（NAC）。

（3）合理使用糖皮质激素，其适用于超敏反应或自身免疫征象明显且停用肝损伤药物后生化指标改善不明显甚或继续恶化的患者，并应充分权衡治疗收益和可能的不良反应，避免诱发或加重感染、消化道溃疡或出血、高血压、高血糖、骨质疏松等不良反应。

（4）积极有效地治疗药物性肝衰竭，必要时进行肝移植。

二、发热性疾病

（一）概述

1. 临床思维方式

1）详细询问病史（包括流行病学资料）。

（1）热程、是否伴寒战、发热有无规律性。

（2）伴随症状如皮疹、骨关节痛及其与发热的关系。

（3）发热与皮疹的关系：同一病因或药物疹。

（4）既往病史：结核病史、免疫低下相关疾病史。

（5）流行病学资料：季节、职业、传染病接触史、疫区旅游及疫水接触史、当地传染病流行情况。

（6）手术史、特殊用药史、本次治疗用药及效果。

2）细致全面的体格检查。

（1）皮肤黏膜：皮疹及其特点。

（2）浅表淋巴结：肿大淋巴结部位、红肿及压痛。

（3）甲状腺：肿大、结节、触痛。

（4）胸部：心脏杂音、肺部啰音。

（5）腹部：腹部揉面感、包块、压痛，肝脾肿大。

（6）骨、关节：局部压痛点、叩痛、功能障碍。

3）总结病例特点：准确、精炼、全面。

4）初步诊断：找出各临床表现之间的相互关系，首先考虑常见病，尽可能用一个病解释所有临床表现；记住某些疾病的特征性表现；抓住最突出的临床特征进行鉴别诊断；不能忽略无法用现诊断解释的重要征象。

5）重视并且客观分析实验室及辅助检查结果。

（1）常用实验室检查：血常规、尿常规、大便常规、生化检查［肝肾功能、乳酸脱氢酶（LDH）］、甲状腺功能、红细胞沉降率（ESR）、C－反应蛋白（CRP）、降钙素原（PCT）、自身免疫性疾病相关指标、各种肿瘤指标、疟原虫、抗酸杆菌、PPD皮试、结核抗体、T细胞斑点检测（T-SPOT）、EBV抗体及EBV DNA、CMV抗原抗体及核酸、布氏杆菌抗体、反复病原学检查（血培养、积液及尿液培养，包括特殊细菌培养）、常规骨髓检查及细菌培养、骨髓活检、组织活检（淋巴结、肝、结节、皮肤活检等）、病原检测新技术（二代测序，包括血液、体液、组织等）。

（2）重点影像检查：胸部CT、彩超（深部淋巴结、心脏赘生物、甲状腺、肝、脾、肾、胆囊、盆腔彩超等）、MRCP（查肝内胆管病变）、骨关节MRI检查、正电子发射计算机断层显像（PET-CT）发现可疑病灶等。

6）观察治疗反应，对诊断有反证价值。

2. 发热性疾病的诊断步骤

（1）确定受损的器官和系统：详细询问病史，进行细致全面的体格检查，分析实验室检查结果。

（2）明确发热与器官损害的关系：二者是否相关？如果相关，有可能是哪些疾病所致？是原发病的表现还是并发症？如果不相关，分别是什么疾病所致？

（3）明确发热的性质：是感染性还是非感染性，或是两种性质疾病同时存在？是何种病原体感染所致？

注意治疗过程中用药导致的过敏反应会使病情复杂化。

3. 不明原因发热

有关不明原因发热（FUO）的定义有以下三种：

（1）发热超过3周，体温38.3 ℃（101 ℉）以上，且住院1周以上仍不能明确诊断者。

（2）《西塞尔内科学》对FUO的定义：发热持续2～3周以上，体温38.3 ℃（101 ℉）以上，经过一个良好的医院或诊所检查仍然未做出诊断的疾病。

（3）国内对FUO的定义：发热持续2～3周以上，体温38.5 ℃以上，经过完整的病史询问、体格检查和常规的实验室检查仍然不能明确诊断者。

4. 常见急性发热伴出疹性传染病

（1）细菌感染：流行性脑脊髓膜炎、猩红热、伤寒、副伤寒、丹毒、细菌性心内膜炎。

（2）病毒感染：麻疹、风疹、水痘、登革热、肾综合征出血热、传染性单核细胞增多症。

（3）立克次体感染：恙虫病、斑疹伤寒、Q热。

（4）螺旋体感染：钩端螺旋体病、回归热。

5. 常见发热伴多器官损害传染病

1）登革热。

（1）特点：地方性、季节性流行，有登革热流行区旅游史。

（2）临床表现：发热，头痛，全身肌肉、骨骼和关节痛，极度疲乏，皮疹，出血，淋巴结肿大。

（3）检查：白细胞计数（WBC）减少及血小板计数（PLT）下降早而明显，核衣壳蛋白 1（NS1）抗原阳性，登革热病毒（DENV）RNA 阳性。

2）肾综合征出血热。

（1）特点：季节性流行，有鼠类接触史。

（2）临床表现：三大主征为发热和全身中毒症状、出血、肾损害，五期经过为发热期、低血压休克期、少尿期、多尿期和恢复期。

（3）检查：汉坦病毒抗体阳性，汉坦病毒 RNA 阳性。

3）艾滋病。

（1）特点：艾滋病期发热常由各种机会感染或肿瘤引起。

（2）检查：WBC 下降，T 淋巴细胞绝对计数下降，抗－HIV 阳性、HIV RNA 阳性。

4）传染性单核细胞增多症。

（1）临床表现：中毒症状不显著，浅表淋巴结肿大，咽峡炎明显，肝脾肿大及肝功能损害，皮疹。

（2）检查：WBC 升高，异型淋巴细胞 >10%，EBV DNA 阳性，嗜异性凝集试验阳性、EBV 抗体阳性。

5）恙虫病。

（1）特点：有草地坐卧史。

（2）临床表现：特异性焦痂或溃疡（需仔细寻找），皮疹，淋巴结肿大，肝脾肿大，重型患者可出现脑病、心肌炎、肾衰、肝损害、肺水肿、多部位出血等。

（3）检查：急性不明原因发热应排除该病，外斐试验 OX_K 阳性。

（4）治疗：多西环素、氯霉素疗效好。

6）流行性斑疹伤寒。

（1）特点：基本病变为小血管炎，人虱为传播媒介。

（2）临床表现：持续高热伴明显感染中毒症状。皮疹，见于 90% 患者，由躯干遍及全身，面部无疹，持续 1 周，有色素沉着；明显中枢神经系统（CNS）症状，肝脾肿大、中毒性心肌炎及脑炎、间质性肺炎、肾炎等。

（3）检查：WBC 正常，外斐试验 OX_{19} 阳性。

7）伤寒。

（1）临床表现：体温阶梯样上升，不伴畏寒、寒战；伤寒面容（表情淡漠、无欲状）；以腹胀、便秘为主，腹泻少见；脾肿大、肝大，右下腹压痛；相对缓脉；玫瑰疹。

（2）检查：血常规示 WBC 减少，嗜酸性粒细胞减少或消失；血或骨髓培养阳性；肥达试验有参考价值。

8）脓毒败血症。

（1）临床表现：原发感染病灶：呼吸道、胆道、泌尿道、肠道、皮肤，鼻窦、筛窦，侵袭性诊疗，明显中毒症状甚至感染性休克，多器官损害。

（2）检查：WBC 显著升高，中性粒细胞升高明显，血培养、骨髓培养阳性；免疫力低下者易发生。

9）流行性脑脊髓膜炎。

（1）特点：冬春季发病。

（2）临床表现：病情变化快，患者可短时内昏迷；皮肤黏膜有出血点、瘀斑，儿童、青少年多见。

（3）检查：外周血 WBC 升高，中性粒细胞比例升高；脑积液（CSF）呈化脓性。

（4）治疗：青霉素或磺胺类药物治疗效果好，病情改善快。

10）布鲁氏菌病。

（1）特点：有流行区生活史、牛羊及其半成品密切接触史、饮用消毒不彻底的羊奶等。

（2）临床表现：长期发热，热退后症状加重；多汗，可出现虚脱；关节疼痛；神经痛，脑膜炎、脊髓炎等；泌尿生殖系统炎症。

（3）检查：肝脾及淋巴结肿大；WBC 正常或减少，淋巴细胞（LC）、多核细胞（MC）增多；血或骨髓培养阳性（培养时间足够长）；血清学检查。

11）结核病。

（1）特点：常见但容易漏诊和误诊，是长期不明原因发热的常见原因（40% ～ 50%）。

（2）临床表现：临床表现复杂多样，肝、骨关节、肠、脾结核，冷脓肿误诊率高；可出现多部位损害（粟粒性结核）。

（3）检查：部分患者 ESR 无升高；不易查到病原体，结核分枝杆菌核酸（TB DNA）阳性；全面影像学检查（特别是骨、关节部位的影像学检查）对发现病变部位有帮助；组织活检（淋巴结、肝、脓肿穿刺等）。

12）钩端螺旋体病。

（1）特点：季节性游行，有疫水接触史。

（2）临床表现：基本特征是"寒热酸痛一身乏，眼红腿痛淋巴大"；重型患者在基本特征基础上出现肺大出血、黄疸、肾衰竭、脑膜脑炎、弥散性血管内凝血（DIC）等。

（3）检查：WBC 增多，ESR 增快；钩端螺旋体病血清凝集溶解试验阳性。

13）疟疾。

（1）特点：患者来自流行区，或到过疫区旅游、工作。

（2）临床表现：规律发作寒战、高热、大汗；脾大、肝大、贫血；特别注意恶性疟无明显发作规律，可多器官衰竭；重复感染或多种疟原虫混合感染者热型无规律。

（3）检查：不明原因发热者应常规且多次血液或骨髓涂片查找疟原虫。

14）阿米巴肝脓肿。

（1）临床表现：慢性腹泻史（可无）；肝区疼痛，右上腹局部隆起、水肿、局限性压痛点；膈肌隆起；渗出性胸膜炎。

（2）检查：B 超、CT 发现，占位病变，肝右叶多见，单个；巧克力样脓液；抗阿米巴抗体阳性。

15）急性血吸虫病。

（1）特点：有血吸虫疫水接触史。

（2）临床表现：皮炎，肝脾明显肿大。

（3）检查：外周血嗜酸性粒细胞显著增多，大便毛蚴孵化阳性。

16）发热伴血小板减少综合征（SFTS）。

（1）感染途径：新型布尼亚病毒感染，蜱虫叮咬传染。

（2）特点：3～11 月发病；5～7 月高峰；野外工作者多发，95% 患者为农民。

（3）临床表现：发热、全身中毒症状、多器官损害；腹泻较常见（42%）；严重者多器官衰竭死亡。

（4）检查：WBC 降低，淋巴细胞比例增加，PLT 明显降低；SFTSV 抗体、SFTSV 分离阳性。

17）其他传染病：人感染禽流感、新型冠状病毒感染（COVID-19）、传染性非典型肺炎（SARS）和中东呼吸综合征（MERS）、基孔肯雅热、埃博拉出血热、黄热病等。

6. 治疗与处理原则

（1）诊断明确的患者针对病因治疗，但在病因未明前，合理的处理是必须的。临床上 8%～20% 的 FUO 患者，经积极完善各种辅助检查仍无法找到病因，可暂时观察，必要时可考虑诊断性治疗。

（2）对于体温不超过 39 ℃的发热患者，建议维持水、电解质的平衡而无须处理发热；对于体温在 39～40 ℃的发热患者，应积极使用物理降温及适当退热药物使核心体温降至 39 ℃以下，同时维持水、电解质的平衡。不推荐在体温调控机制正常时单独使用物理降温。对于体温超过 40 ℃的发热患者，或可能有脑组织损伤或感染性休克风险的患者，可在退热药物的基础上，用冷水或冰水擦拭皮肤或擦拭皮肤后使用风扇、冰毯和冰袋。

（3）抗感染药物的应用不应作为常规诊断性治疗的手段。但相对于常规发热患者，特殊发热患者（如 HIV 感染者、粒细胞减少者、院内感染者等）需要尽早进行抗感染（抗细菌、病毒、真菌）治疗，因为这类患者的免疫功能较差，病情更容易恶化。

（二）中枢神经系统感染

1. 概述

中枢神经系统感染是指由病原微生物引起的脑、脊髓、脑脊髓膜的炎症性疾病。按病因其可分为由病毒、细菌、立克次体、螺旋体、真菌、原虫、支原体、衣原体、寄生虫等引起的疾病。按解剖部位其可分为脑膜炎和脑实质感染，病原体主要侵犯脑脊膜者称为脑膜炎，病原体主要侵犯脑脊髓实质者称为脑炎、脊髓炎或脑脊髓炎，但实际上该两部分的病变往往相互影响，表现为脑膜脑炎型。临床表现为发热、头痛、意识障碍、精神症状、癫痫、偏瘫、呼吸障碍等症状，脑膜炎患者还会出现颈部抵抗、克尼格征和布鲁津斯基征阳性等脑膜刺激征表现。

2. 诊断

依靠流行病学资料、临床表现、实验室检查进行综合分析，做出临床诊断、病因诊断，最终确诊。

3. 常用实验室和影像学检查

（1）常规及脏器功能评估（血常规、肝肾功能、电解质）。

（2）炎症指标、病原体等（降钙素原、C 反应蛋白、血培养）。

（3）腰椎穿刺：只要患者有发热、头痛及神经系统症状体征，就需要尽早做腰椎穿刺检查。腰椎穿刺术医嘱套见表 4 – 23。腰椎穿刺检查包括：测量脑脊液压力，脑脊液常规、细胞学、生化，脑脊液细菌及真菌培养和药敏试验等病原学检查（尽可能做），宏基因检查、隐球菌荚膜抗原等特异性检查（选择性做）。一次脑脊液检查不能确诊者需反复多次腰椎穿刺。做腰椎穿刺时要注意预防脑疝的发生。脑脊液依性状可分为浆液性脑脊液、化脓性脑脊液及血性脑脊液，对鉴别诊断有帮助。

表 4 – 23　腰椎穿刺术医嘱套

脑脊液动力学检查（含腰椎穿刺术）	
无菌腰椎穿刺针（一次性使用）	
盐酸利多卡因注射液 5 mL	麻醉用
局部浸润麻醉（含表面麻醉）	麻醉
电脑血糖监测	与脑脊液中糖对比
脑脊液常规检查	
脑脊液生化	
脑脊液腺苷脱氨酶测定	
脑脊液培养两项 + 药敏 + 微生物质谱鉴定	细菌 + 真菌培养
新型隐球菌涂片检查	隐球菌检测
细菌抗原分析（隐球菌抗原检测）	隐球菌检测
一般细菌涂片	革兰氏染色
抗酸杆菌涂片	结核菌检测
结核分枝杆菌复合群核酸检测	结核菌检测
病原宏基因组高通量测序（DNA + RNA）	宏基因组二代测序（mNGS）
去枕平卧 6 h	护理
腰椎术后护理常规	

对于在脑水肿高峰期出现新发神经功能缺损症状（除外脑神经麻痹）、新发癫痫、意识障碍加重等高度怀疑颅内感染的患者，需要在腰椎穿刺前行头颅 CT 检查，评估发

生脑疝的风险。

4．治疗

1）病因治疗：至关重要，细菌感染时抗菌治疗的原则如下：

（1）选用对病原体敏感的杀菌剂。

（2）选用易透过血脑屏障的药物，如头孢曲松、头孢噻肟、美罗培南及万古霉素等。

（3）应尽早静脉使用药物。

（4）早期联合用药，再根据药敏结果调整。

（5）大剂量、足疗程。

2）对症治疗。

（1）颅内高压：可使用20%甘露醇、速尿、皮质激素，行腰大池引流术、脑室腹腔分流术等。

（2）高热：可采用物理降温、药物降温，使体温保持在38～39℃（肛温）。注意避免用过量的退热药，以免因大量出汗而引起虚脱。依情况可使用亚冬眠疗法。

（3）惊厥：可使用镇静止痉剂，如地西泮、水合氯醛、苯妥英钠、阿米妥钠等。应针对发生惊厥的原因采取相应的措施，如脑水肿、呼吸道分泌物堵塞、脑细胞缺氧、高温。

（4）呼吸障碍和呼吸衰竭、循环衰竭：依据具体原因采取相应措施。

（5）其他：肾上腺皮质激素有抗炎、退热、降低毛细血管通透性、保护血脑屏障、减轻脑水肿、抑制免疫复合物的形成、保护细胞溶酶体膜等作用，应依病情酌情使用。

3）一般治疗：注意饮食和营养、注意补液量，给予充分能量及蛋白质。

4）恢复期及后遗症：要注意进行功能康复训练（包括吞咽、语言和肢体功能锻炼），可用理疗、针灸、按摩、体疗、高压氧治疗等，其对智力、语言和运动功能的恢复有较好疗效。

（三）新型冠状病毒感染

1．概述

新型冠状病毒（以下简称"新冠病毒"）为β属冠状病毒，包含4种结构蛋白：刺突蛋白（spike，S）、包膜蛋白（envelope，E）、膜蛋白（membrane，M）、核壳蛋白（nucleocapsid，N）。截至2022年底，世界卫生组织（WHO）提出的"关切的变异株"（variant of concern，VOC）有5个，分别为阿尔法（Alpha，B.1.1.7）、贝塔（Beta，B.1.351）、伽马（Gamma，P.1）、德尔塔（Delta，B.1.617.2）和奥密克戎（Omicron，B.1.1.529）变异株。新冠病毒对紫外线、有机溶剂（乙醚、75%乙醇、过氧乙酸和氯仿等）以及含氯消毒剂敏感，75%乙醇以及含氯消毒剂常被用于临床及实验室新冠病毒的灭活，但氯己定不能有效灭活新冠病毒。

2．临床特点

新冠病毒潜伏期多为2～4天。感染者主要表现为咽干、咽痛、咳嗽、发热等，发热多为中低热，部分病例亦可表现为高热，热程多不超过 3 天；部分患者可伴有肌肉酸痛、嗅觉味觉减退或丧失、鼻塞、流涕、腹泻、结膜炎等。少数患者病情继续发展，发热持续，并出现肺炎相关表现。重症患者多在发病 5 ～ 7 天后出现呼吸困难和（或）低氧血症。严重者可快速进展为急性呼吸窘迫综合征、脓毒症休克、难以纠正的代谢性酸中毒和出凝血功能障碍及多器官功能衰竭等。极少数患者还可有中枢神经系统受累等表现。儿童感染后的临床表现与成人相似，高热相对多见；部分病例症状可不典型，表现为呕吐、腹泻等消化道症状或仅表现为反应差、呼吸急促等。大多数患者预后良好，病情危重者多见于老年人、有慢性基础疾病者、晚期妊娠和围生期女性、肥胖人群等。

3. 实验室检查

（1）一般检查：发病早期外周血白细胞总数正常或减少，可见淋巴细胞计数减少，部分患者可出现肝酶、乳酸脱氢酶、肌酶、肌红蛋白、肌钙蛋白和铁蛋白增高。部分患者 C 反应蛋白（CRP）和红细胞沉降率升高，降钙素原（PCT）正常。重型、危重型病例可见 D – 二聚体升高、外周血淋巴细胞进行性减少、炎症因子升高。

（2）病原学及血清学检查：核酸检测、抗原检测、病毒分离培养、血清学抗体（新冠病毒特异性 IgM 抗体、IgG 抗体）检测。

4. 胸部影像学

合并肺炎者的胸部影像学早期呈现多发小斑片影及间质改变，以肺外带明显，进而发展为双肺多发磨玻璃影、浸润影，严重者可出现肺实变，胸腔积液少见。

5. 诊断标准

1）具有新冠病毒感染的相关临床表现。

2）具有以下一种及以上病原学、血清学检查结果：

（1）新冠病毒核酸检测阳性。

（2）新冠病毒抗原检测阳性。

（3）新冠病毒分离、培养阳性。

（4）恢复期新冠病毒特异性 IgG 抗体水平为急性期 4 倍或以上升高。

6. 临床分型

1）轻型：以上呼吸道感染为主要表现，如咽干、咽痛、咳嗽、发热等。

2）中型：持续高热 >3 天或（和）咳嗽、气促等，但呼吸频率（RR）<30 次/分、静息状态下吸空气时指氧饱和度 >93%。影像学可见特征性新冠病毒感染肺炎表现。

3）重型：

（1）成人符合下列任何一条且不能以新冠病毒感染以外其他原因解释：①出现气促，RR ≥30 次/分；②静息状态下，吸空气时指氧饱和度 ≤93%；③动脉血氧分压（PaO_2）/吸氧浓度（FiO_2）≤300 mmHg（1 mmHg = 0.133 kPa），高海拔（海拔超过 1000 m）地区应根据以下公式对 PaO_2/FiO_2 进行校正：PaO_2/FiO_2 ×［760/大气压（mmHg）］；④临床症状进行性加重，肺部影像学显示 24 ～ 48 h 内病灶明显进展 >50%。

（2）儿童符合下列任何一条：①超高热或持续高热超过3天；②出现气促（<2月龄，RR≥60次/分；2～12月龄，RR≥50次/分；1～5岁，RR≥40次/分；>5岁，RR≥30次/分），除外发热和哭闹的影响；③静息状态下，吸空气时指氧饱和度≤93%；④出现鼻翼扇动、三凹征、喘鸣或喘息；⑤出现意识障碍或惊厥；⑥拒食或喂养困难，有脱水征。

4）符合以下情况之一者为危重型：①出现呼吸衰竭，且需要机械通气；②出现休克；③合并其他器官功能衰竭，需要ICU监护治疗。

7. 治疗

1）一般治疗。

（1）按呼吸道传染病要求隔离治疗。饮食：纳差者可予安素；适当补充能量（糖、盐、氨基酸等），注意水、电解质平衡，补液不能太多，可能加重肺炎渗出。高热者可进行物理降温、应用解热药物。咳嗽、咳痰严重者给予止咳平喘药物：复方甲氧那明胶囊2粒tid，孟鲁司特钠片10 mg qn；化痰药物：NS 100mL + 氨溴索60～120 mg bid，或切诺1粒tid。及时补充白蛋白（白蛋白<30 g/L，或者白蛋白30～35 g/L，但肺炎渗出明显）。

（2）氧疗：吸氧后血氧饱和度仍低于93%或者PaO_2/FiO_2低于200 mmHg，予"HighFlow"，医嘱"高流量氧疗（新冠患者）"；如经过激素及"HighFlow"治疗无改善，尤其血氧饱和度仍低于90%或者PaO_2/FiO_2低于150 mmHg，联系ICU进行有创通气（告知家属预后差）。

（3）规范的俯卧位通气：每天不少于12 h，尤其适用于有重症高风险因素，病情进展较快的中型、重型和危重型病例。

（4）抗菌药物治疗：避免盲目或不恰当使用抗菌药物，尤其是联合使用广谱抗菌药物。咳黄痰，或中性粒细胞升高和PCT>0.25 ng/mL，考虑合并细菌感染，予莫西沙星0.4 g qd或左氧氟沙星0.5 g qd（口服或静脉）；肺部有基础病或3个月内有住院史的患者可用头孢哌酮舒巴坦3.0 g q8h～q12h，或哌拉西林他唑巴坦4.5 g q6h～q8h（需皮试）。

（5）有基础疾病者给予相应治疗，并给予心理辅导以减轻患者焦虑。

2）抗病毒治疗。目前可使用的药物有：奈玛特韦片/利托那韦片组合包装，阿兹夫定片，莫诺拉韦胶囊，安巴韦单抗/罗米司韦单抗注射液，静脉注射COVID-19人免疫球蛋白，康复者恢复期血浆，国家药品监督管理局批准的其他抗新冠病毒药物。

以上药物注意用药适应证、禁忌证和药物之间的相互作用。

3）免疫治疗。

（1）糖皮质激素：对于肺部病变明显渗出者（>30%）或伴有低氧者，使用甲强龙40～60 mg（体重70 kg以上者使用60 mg）或地塞米松6 mg qd，疗程通常5～7天，一般不超过10天（根据临床症状、炎症指标及CT情况决定疗程与剂量）。

（2）胸腺肽：灭菌注射用水1 mL + 胸腺肽α1 1.6 mg ih qd（淋巴细胞绝对计数<0.5×10^9/L）。

（3）白细胞介素6（IL-6）抑制剂托珠单抗：对于重型、危重型且实验室检测 IL-6 水平明显升高者可试用。用法：首次剂量 4～8 mg/kg，推荐剂量 400 mg，生理盐水稀释至 100 mL，输注时间大于 1 h；首次用药疗效不佳者，可在首剂应用 12 h 后追加应用 1 次（剂量同前），累计给药次数最多为 2 次，单次最大剂量不超过 800 mg。注意过敏反应，有结核等活动性感染者禁用。

4）抗凝治疗。静脉血栓栓塞（VTE）评分≥4 分（提示高凝），或者纤维蛋白原（FIB）（>4 g/L）和 D－二聚体（>2 mg/L）升高，没有明显抗凝禁忌证的予低分子肝素（那赛畅）0.2～0.4 mL ih qd。

抗凝风险评估（2 种以上为高危）：年龄≥85 岁，已知未治疗的出血性疾病，3 个月内出血事件，未控制的高血压，活动性胃肠溃疡，腰穿前 4 h 至腰穿后 12 h，严重肝肾功能衰竭，同时使用抗凝、抗血小板或溶栓药物，血小板计数（PLT）<50×10^9/L，凝血功能障碍。

8. 新冠病毒感染治疗医嘱套

新冠病毒感染治疗医嘱套见表 4－24。

表 4－24　新冠病毒感染治疗医嘱套

长期医嘱	备注
按感染科常规护理	
Ⅰ级护理	或特殊疾病护理，根据实际
普通饮食	
心电监测　q1h	
测血压、脉搏、心率　q1h	
指脉氧监测　q1h	
测瞳孔，神志　q1h	
告病重	
留陪人	
记 24 h 出入量　qd	
高流量氧疗　q1h	
无创辅助通气　q1h	依病情
呼吸机辅助呼吸（持续）　q1h	依病情
俯卧位通气治疗　prn	
气压治疗（2 个肢体）　bid	
NS 100 mL＋氨溴索 60 mg ivdrip bid	
NS 2 mL＋异丙托溴铵 2.5 mL＋布地奈德 1 mg 雾化吸入（氧气）bid	

续表 4 – 24

乙酰半胱氨酸 600 mg po bid	酌情
桉柠蒎 0.3 g po tid	酌情
灭菌注射用水 1 mL + 胸腺法新 1.6 mg 皮下注射，连续 4 天 qd 后改 biw	
NS 100 mL + 地塞米松 5 mg ivdrip qd	或其他 PPI
NS 100 mL + 泮托拉唑 40 mg ivdrip qd	10 ～ 14 天疗程
阿兹夫定 5 mg po qd	5 天疗程
奈玛特韦/利托纳韦 300 mg/100 mg bid	

入院临时医嘱	备注
报疫卡	
入库随访	
各类病原体 RNA 测定［收费］（新型冠状病毒）	
严重急性呼吸综合征冠状病毒抗体测定	
血常规（五分类）＋有核红细胞 + 网织红细胞	
大生化全套	
体液免疫（七项）	
淋巴细胞亚群绝对计数（TBNK）（六项）	
心梗三项快速定量监测	
B 型钠尿肽（BNP）	
血气分析六项 + 七项	
凝血六项	
血涂片检查	
炎症二项（PCT + IL-6）	
红细胞沉降率测定（ESR）	
真菌 D 葡聚糖检测	
结核菌感染 T 细胞检测（T-SPOT-TB）	
流感 A + B 抗原检测	
优生五项	
血细菌真菌厌氧菌培养三项 + 药敏 + 微生物质谱鉴定	左手
血细菌真菌厌氧菌培养三项 + 药敏 + 微生物质谱鉴定	右手
痰培养组合 + 药敏 + 微生物质谱鉴定	
血播八项	
肿瘤三项	

续表 4-24

甲功七项	
葡萄糖-6-磷酸脱氢酶活性检测	
尿常规二项（尿沉渣定量+尿液分析）	
大便常规三项（含潜血试验两项）	
多通道十五导联心电图检查+床旁心电图	
胸部螺旋 CT 平扫+四维重建（套）	二选一
床边照片 DR（无胶片）	依病情
床边彩超	
静脉血栓风险评估	
血栓弹力图试验（TEG）	

复查临时医嘱	备注
血常规（五分类）+有核红细胞+网织红细胞	
肝功五项+血清 γ-谷氨酰基转移酶（GGT）+血清碱性磷酸酶（ALP）+黄疸常规+生化十项+C 反应蛋白测定（CRP）+血清乳酸脱氢酶（LDH）+血清肌酸激酶（CK）+血清肌酸激酶-MB 同工酶（CK-MB）	
炎症二项（PCT+IL-6）	
血清铁蛋白测定	
血清肌红蛋白	
B 型钠尿肽（BNP）或 NT-proBNP	
凝血六项	
血气分析六项+七项	
床边照片 DR（无胶片） 胸部螺旋 CT 平扫+四维重建（套） ｝二选一	
各类病原体 RNA 测定［收费］（新型冠状病毒 nCoV）	
入库随访	

第五章

常用药物

一、抗病毒药物

（一）抗 HBV 药物

1. 抗 HBV 药物种类

抗 HBV 药物主要有核苷（酸）类似物（表 5 - 1）和干扰素类，临床上通过综合评估确定最适合患者的抗病毒治疗方案，并根据应答情况适时调整。

表 5 - 1　常用核苷（酸）类似物

药物	抑制病毒能力	耐药率	用法用量	副作用	推荐	前景
恩替卡韦（ETV）	+++++	低	0.5 mg qn（服药前后各空腹2 h）	少	推荐	一线
替诺福韦（TDF）	+++++	低	300 mg qd	潜在肾损害、骨病等	推荐	潜在肾损害问题不容忽视，妊娠安全性 B 级、一线
丙酚替诺福韦（TAF）	+++++	低	25 mg qd，随食物服用	少	推荐	一线
艾米替诺福韦（TMF）	+++++	低	25 mg qd，随食物服用	少	推荐	一线

2. 抗病毒治疗的适应证（《慢性乙型肝炎防治指南（2022 年版》）

依据血清 HBV DNA、ALT 水平和肝脏疾病严重程度，同时需结合年龄、家族史和伴随疾病等因素，综合评估患者疾病进展风险，决定是否需要启动抗病毒治疗；动态评估比单次检测更有临床意义。

血清 HBV DNA 阳性的慢性 HBV 感染者，若其 ALT 持续异常（＞ULN）且排除其他原因导致的 ALT 升高，建议进行抗病毒治疗。导致 ALT 升高的其他原因包括：其他病原体感染、药物性肝损伤、酒精性肝炎、非酒精性脂肪性肝炎、自身免疫性肝病、全身系统性疾病累及肝脏等。同时，也应注意排除应用降酶药物后 ALT 的暂时性正常。若存在肝硬化的客观依据，不论 ALT 和 HBeAg 状态如何，只要可检测到 HBV DNA，均应进行积极的抗病毒治疗。对于失代偿期肝硬化者，若 HBV DNA 检测不到但 HBsAg 阳性，建议进行抗病毒治疗。血清 HBV DNA 阳性、ALT 正常患者，如有以下情形之一，则疾病进展风险较大，建议进行抗病毒治疗：① 肝组织学显示明显的肝脏炎症（≥G2）或纤维化（≥S2）；② ALT 持续正常（每 3 个月检查 1 次，持续 12 个月），但有肝硬化/肝癌家族史且年龄 >30 岁；③ ALT 持续正常（每 3 个月检查 1 次，持续 12 个月），无肝硬化/肝癌家族史但年龄 >30 岁，行肝纤维化无创诊断技术检查或肝组织学检查，显示存在明显肝脏炎症或纤维化；④ 有 HBV 相关的肝外表现（肾小球肾炎、血管炎、结节性多动脉炎、周围神经病变等）。

3. 特殊人群抗病毒治疗

1）靶向、免疫抑制治疗或化疗人群。

（1）HBsAg 阳性：治疗前至终止治疗后 12 个月使用 NAs 治疗。

（2）HBsAg 阴性，抗 HBc 阳性：监测 HBV DNA，阳性者需使用 NAs 治疗；阴性者密切随访。

2）肾病患者。肾功能不全情况下抗病毒药物调整方案见表 5 – 2。

表 5 – 2　肾功能不全情况下抗病毒药物调整方案

抗病毒药物	肌酐清除率/（mL/min）	剂量/mg	间隔时间
恩替卡韦	≥50	0.5	qd
	30 ～ 49	0.5	q48h
		0.25	qd
	10 ～ 29	0.5	q72h
		0.15	qd
	<10 或透析	0.5	qw
		0.05	qd
替诺福韦	≥50	300	qd
	30 ～ 49	300	q48h
	10 ～ 29	300	q72h ～ q96h
	透析	300	qw 或透析约 12 h 后
丙酚替诺福韦	≥15 或透析	无须调整剂量	
	<15	无给药剂量推荐	

3）妊娠人群。

（1）药物安全性。

A．禁用：干扰素。

B．C 类药物：恩替卡韦。

C．B 类药物：替诺福韦。

（2）抗 HBV 治疗期间意外妊娠。

A．如使用干扰素，向孕妇及其家属充分告知风险，由其决定是否继续妊娠。若继续妊娠，应停用干扰素，换用 TDF 治疗。

B．如使用 NAs，换用 TDF 治疗。

（3）妊娠期间肝炎发作患者的抗病毒治疗。

A．轻度转氨酶升高可予护肝对症治疗，密切观察。

B．肝脏病变较重时，在患者充分知情同意下可予 NAs 抗病毒治疗。

（4）高病毒血症的 HBsAg 阳性妊娠妇女母婴传播的阻断。

A．乙肝免疫球蛋白。

B．HBV 疫苗。

C．孕第三阶段予 NAs 抗病毒治疗（替诺福韦二吡呋酯），如合并肾功能不全，可考虑使用 TAF 治疗。

（二）抗 HCV 药物

治疗前应进行 HCV RNA 基因分型和血中 HCV RNA 精准定量，以决定抗病毒治疗的方案和疗程。

1. 基因 1 型治疗方案

（1）艾尔巴韦/格拉瑞韦：每片复合片剂含艾尔巴韦 50 mg 和格拉瑞韦 100 mg，每次 1 片，每日 1 次。治疗基因 1b 型患者，疗程为 12 周。对于基因 1a 型，既往抗病毒治疗失败的患者，需要联合利巴韦林（RBV），并且疗程延长至 16 周。

（2）索磷布韦/来迪派韦：每片复合片剂含索磷布韦 400 mg 和来迪派韦 90 mg，每次 1 片，每日 1 次，可用于成人以及大于 12 岁的青少年患者。治疗无肝硬化患者疗程为 12 周，初治的无肝硬化患者疗程也可为 8 周。代偿期或失代偿期肝硬化患者，应联合 RBV，疗程为 12 周；如有 RBV 禁忌或不耐受，则不使用 RBV，但疗程延长至 24 周。

2. 泛基因型治疗方案

（1）索磷布韦/维帕他韦：每片复合片剂含索磷布韦 400 mg 和维帕他韦 100 mg，每次 1 片，每日 1 次。治疗基因 1—6 型无肝硬化或代偿期肝硬化患者，疗程为 12 周。对于基因 3 型代偿期肝硬化患者或者基因 3b 型患者可以考虑增加 RBV，治疗失代偿期肝硬化患者联合 RBV，疗程为 12 周。直接抗病毒药物（DAAs）经治患者，如果选择该方案，需要联合 RBV，疗程为 24 周。

（2）索磷布韦/维帕他韦/伏西瑞韦：每片复合片剂含索磷布韦 400 mg、维帕他韦 100 mg 和伏西瑞韦 100 mg，每次 1 片，每日 1 次。对于基因 1—6 型，既往含非结构蛋白 5A（NS5A）抑制剂的 DAAs 治疗失败患者，疗程为 12 周。对于基因 1a 型或基因 3 型、不含 NS5A 抑制剂的 DAAs 治疗失败患者，或者基因 3 型肝硬化患者，建议选择该方案治疗 12 周。索磷布韦/维帕他韦/伏西瑞韦主要用于 DAAs 治疗失败患者。

（三）抗 HIV 药物

根据最新的《中国艾滋病诊疗指南（2024 年版）》，抗 HIV 治疗主要采用抗逆转录病毒治疗（ART）。抗 HIV 治疗需根据患者的具体情况个体化选择药物和治疗方案，治疗过程中应密切监测疗效和不良反应，并注意药物间的相互作用。治疗过程中需定期监测 CD4 阳性 T 淋巴细胞计数、病毒载量等指标，以评估疗效和调整治疗方案。以下是几种常用的抗逆转录病毒药物的用法用量、注意事项以及适用人群的详细介绍。

1. 核苷类反转录酶抑制剂（NRTIs）

（1）用法用量：拉米夫定（3TC）成人常用剂量为每次 150 mg，每日 2 次。齐多夫定（AZT）成人剂量为每次 300 mg，每日 2 次。

（2）注意事项：需注意骨髓抑制、贫血、胃肠道不适等不良反应。部分药物可能与其他药物存在相互作用，需注意合用药物的选择。

（3）适用人群：适用于确诊 HIV 感染的患者，作为 ART 方案的一部分。

2. 非核苷类反转录酶抑制剂（NNRTIs）

（1）用法用量：奈韦拉平（NVP）成人剂量为每次 200 mg，每日 2 次。

（2）注意事项：需注意皮疹、肝损伤等不良反应。NVP 有导入期，开始治疗的最初 14 天需先从治疗量的一半开始。

（3）适用人群：适用于确诊 HIV 感染且无严重肝病的患者。

3. 蛋白酶抑制剂（PIs）

（1）用法用量：利托那韦增强的洛匹那韦（LPV/r）成人剂量为 400/100 mg，每日 2 次。

（2）注意事项：需注意胃肠道不适、脂肪分布异常等不良反应。PIs 常与其他药物存在相互作用，需注意药物选择和剂量调整。

（3）适用人群：适用于确诊 HIV 感染的患者，特别是出现某些特定情况，如药物耐药或特定合并症的患者。

4. 整合酶抑制剂（INSTIs）

（1）用法用量：多替拉韦（DTG）成人剂量为每次 50 mg，每日 1 次。

（2）注意事项：需注意头晕、失眠等中枢神经系统不良反应。与利福平合用时，需增加 DTG 剂量。

（3）适用人群：适用于确诊 HIV 感染的患者，特别是出现耐药情况或特定患者群体。

5. 融合抑制剂（FIs）

（1）用法用量：恩夫韦地（EFV）成人剂量为每次 400 mg，每日 1 次。

（2）注意事项：需注意中枢神经系统毒性，如头晕、头痛等。可能与自杀意向相关，需注意对患者进行心理健康监测。

（3）适用人群：适用于确诊 HIV 感染且无严重精神病史的患者。

（四）其他抗病毒药物

（1）奥司他韦（oseltamivir）：神经氨酸酶抑制剂，对甲、乙型流感病毒均有效。成人剂量为每次 75 mg，每日 2 次，连用 5 日。起病后 30 ～ 36 h 内给药，能减轻发热等症状、缩短病程。

（2）利巴韦林（ribavirin）：1 g/d 加入 10% 葡萄糖中静脉滴注，持续 3 ～ 5 天。可用于肾综合征出血热。

（3）玛巴洛沙韦（baloxavir marboxil）：神经氨酸酶抑制剂，对甲、乙型流感病毒均有效。成人用法用量：单次口服剂量为 40 mg，无论体重多少，通常在症状出现后 48 h 内服用。对于无法吞咽片剂的患者，可使用干混悬剂，制备后 10 h 内给药。儿童用法用量：根据体重给药，通常为 2 mg/kg（体重小于 20 kg）或 40 mg（体重大于 20 kg），单次口服，同样在症状出现后 48 h 内服用。注意事项：玛巴洛沙韦需在医生指导下使用，特别是 12 岁以下患者。避免与乳制品、钙强化饮料等含有多价阳离子的饮品或食品同服。

（4）阿昔洛韦（acyclovir）：用于治疗生殖器疱疹初治和复发病例，常用量为每次 0.2 g（2 片），每日 5 次，共 10 日；或每次 0.4 g（4 片），每日 3 次，共 5 日。用于治疗带状疱疹：成人常用量为每次 0.8 g（8 片），每日 5 次，共 7 ～ 10 日；儿童用法用量：2 岁以上儿童按体重每次 20 mg/kg，每日 4 次，共 5 日，40 kg 以上儿童用法用量同成人。注意事项：肾功能不全患者需调整剂量，严重免疫功能缺陷者可能产生耐药性。

（5）更昔洛韦（ganciclovir）：由于更昔洛韦主要用于治疗巨细胞病毒感染，具体用法用量需根据患者的具体情况和医生的指导来确定。通常为静脉给药，剂量和疗程根据患者的体重及肾功能进行调整。

（6）泛昔洛韦（famciclovir）：用于治疗生殖器疱疹初发病例，常用量为每次 250 mg，每日 3 次，共 7 日；用于治疗复发病例，每次 125 mg，每日 3 次，共 5 日。注意事项：泛昔洛韦为处方药，需在医生指导下使用。

（7）伐昔洛韦（valacyclovir）：用于治疗生殖器疱疹初发病例，常用量为每次 1 g，每日 2 次，共 10 日；用于治疗复发病例，每次 500 mg，每日 2 次，共 3 日。注意事项：伐昔洛韦为处方药，需在医生指导下使用，肾功能不全患者需调整剂量。

二、肝病药物

抗炎保肝治疗是肝脏炎症综合治疗的一部分，其虽不能取代病因治疗，但可以在病因控制前后起作用，要合理用药，不可盲目联用药物。

（一）抗炎护肝

1. 甘草类制剂——抗炎、抗过敏、免疫调节作用

甘草酸类药物用法见表 5 - 3。

表 5 - 3　甘草酸类药物用法

种类	用法（静脉滴注，qd）		不良反应
复方甘草酸苷	10% GS 复方甘草酸苷	250 mL 60 ～ 100 mL（120 ～ 200 mg）	注意假性醛固酮增多症：低钾血症、高钠血症、水钠潴留、高血压、心功能衰竭。
甘草酸二铵	10% GS 甘草酸二铵	250 mL 150 mg	心功能衰竭、肾功能衰竭者禁用；水肿严重者，小剂量或不用该类药物。注意：出血、水钠潴留、高血压及高血糖难以控制者尽量不用
异甘草酸镁	10% GS 异甘草酸镁	250 mL 150 ～ 200 mg	

注：口服药物用法：异甘草酸镁片 2 片，tid；甘草酸二胺胶囊 150 mg（每粒 50 mg），tid。

2. 五味子类

五味子类药物用法见表 5 - 4。

表 5 - 4　五味子类药物用法

种类	用法	
健肝灵胶囊	1.0 ～ 1.5 g（0.5 g 每粒）	tid
复肝酶	2 片	tid
联苯双酯	10 片	tid（转氨酶下降后需缓慢减量，防止反弹）

（二）解毒、稳定肝细胞膜

解毒、稳定肝细胞膜药物用法见表 5 - 5。

表 5 - 5　解毒、稳定肝细胞膜药物用法

种类	作用机制	用法（静脉滴注，qd）	
还原型谷胱甘肽	抗氧化作用及阻止氧化产物对肝细胞的损伤作用	10% GS 还原型谷胱甘肽	100 mL 1.2 ～ 1.8 g

续表 5-5

种类	作用机制	用法（静脉滴注 qd）	
多烯磷脂酰胆碱	补充细胞膜磷脂成分，稳定肝细胞膜	10% GS 多烯磷脂酰胆碱	100 mL 10～20 mL
葡醛内酯	解毒	10% GS 葡醛内酯	100 mL 0.399 g

注：口服药物用法为还原型谷胱甘肽片 200 mg，tid；多烯磷脂酰胆碱胶囊 456 mg，tid。

（三）降低胆红素，改善淤胆

（1）改善微循环类药物：急性加重、肝脏缺血缺氧时首选。活动性出血、肿瘤患者禁用。降低胆红素药物用法见表 5-6。

表 5-6　改善微循环类药物用法

种类	作用机制	用法（静脉滴注，qd）	
前列地尔 （严重心功能衰竭患者禁用、凝血时间明显延长者慎用）	扩张微循环、稳定细胞膜及改善肝功能、抑制细胞凋亡	NS 前列地尔	50 mL 或 100 mL 10 μg
丹参多酚	急性加重期可能影响 PT 观察	10% GS 丹参多酚	250 mL 200 mg
丹参注射液	疏通微循环，改善肝内胆汁淤积	丹参注射液	250 mL
低分子右旋糖酐（大量腹水及 PT 明显延长时慎用）	疏通微循环	低分子右旋糖酐（使用前及换批号时须皮试）	125～250 mL

注：口服药物用法为茵栀黄颗粒 6 g（每包 3 g），tid；茵栀黄胶囊 1.8 g，tid。

（2）利胆药：促进胆汁分泌和排泄，胆道完全梗阻禁用。利胆药用法见表 5-7。

表 5-7　利胆药用法

种类	作用机制	用法	
注射用丁二磺酸腺苷蛋氨酸	改善细胞膜，促进胆汁酸及胆红素排泄，防止肝内胆汁淤积	10% GS 腺苷蛋氨酸	100 mL 1.0 g
熊去氧胆酸	促进胆汁分泌	熊去氧胆酸	0.25 po bid

注：腺苷蛋氨酸 0.5～1.0 g（0.5 片），tid。

（3）舒胆药。舒胆药用法见表 5-8。

表 5-8 舒胆药用法

种类	作用机制	用法	
山莨菪碱	松弛胆道平滑肌，疏通胆管	⎰ GS 或 NS ⎱ 山莨菪碱	100 mL 10～20 mg
屈他维林	松弛胆道平滑肌，疏通胆管	⎰ NS 或 GS ⎱ 屈他维林	100 mL 40～80 mg
曲匹布通片	松弛 Oddi 括约肌	—	40 mg po tid

三、抗菌药物

（一）常见静脉抗生素

内毒素血症及细胞因子的异常表达，是重型肝炎第三重打击，由于免疫功能低下、肠道微生态失衡、肠黏膜屏障降低等，重型肝炎患者易合并感染，病原学多见大肠埃希菌等革兰氏阴性杆菌、葡萄球菌、肺炎链球菌、厌氧菌、肠球菌及假丝酵母菌等。常见静脉抗生素用法见表 5-9。

表 5-9 常见静脉抗生素用法

种类	药物	规格	用法	注意事项
抗真菌 （多烯类）	两性霉素 B/两性霉素 B 脂质体	25 mg	GS 500 mL ivdrip qd，避光缓慢静脉滴注	注意肝肾功能、血钾；小剂量开始
抗真菌 （三唑类）	氟康唑	100 mL/0.2 g，针剂	氟康唑 0.2～0.4 g ivdrip qd	根据感染严重程度，播散念珠菌病首日 0.4 g，维持 0.2 g
		50 mg，口服	氟康唑 0.2～0.4 g po qd	肾功能不全者第 3 天起减量
	伏立康唑 （对组织胞浆菌无效）	0.2 g，针剂	NS 100 mL ivdrip q12h，伏立康唑 0.2 g	第 1 个 24 h 6 mg/kg q12h，维持剂量根据血药浓度调整
		50 mg，口服	伏立康唑 0.2 g po q12h	体重 ≥40 kg，第 1 个 24 h 400 mg q12h，后 200 mg q12h； 体重 <40 kg 减半

续表 5 - 9

种类	药物	规格	用法	注意事项
抗真菌（棘白菌素类）	米卡芬净（对隐球菌无效）	50 mg	NS 100 mL ivdrip qd，米卡芬净 50 ~ 300 mg	—
	卡泊芬净	70 mg，50 mg	NS 100 mL ivdrip qd 卡泊芬净	首日剂量 70 mg，维持剂量 50 mg；中度以上肝损害，维持剂量 35 mg；静脉滴注约 1 h
抗球菌（糖肽类）	万古霉素	0.5 g	NS 100 mL ivdrip q6h >1h，万古霉素 0.5 g	肾损害及老年患者调整用药量及用药间隔；注意第 8 对颅神经损害
	替考拉宁	0.2 g	NS 100 mL ivdrip >1h，替考拉宁 0.2 ~ 0.4 g	严重感染：头三剂 0.4 g q12h，维持剂量 0.4 g qd；中度感染：首剂 0.4 g qd，维持剂量 0.2 g qd。中度肾功能不全，剂量减半；重度肾功能不全，剂量 1/3
	利奈唑胺	300 mL/0.6 g	利奈唑胺 0.6 g q12h	注意监测血小板，尤其是用药时间超过 2 周者
头孢菌素（注意过敏）	头孢硫脒	1.0 g	NS 100 mL ivdrip q12h，头孢硫脒 2 g	头孢一代；肾功能损害需减量
	头孢唑肟	1.5 g	NS 100 mL ivdrip bid，头孢唑肟 1.5 ~ 3.0 g	普通感染：1.5 g q8h ~ q12h；严重感染：3.0 g q8h。肾功能损害需减量
	头孢曲松	1.0 g	NS 100 mL ivdrip qd，头孢曲松 1 ~ 4 g	胆汁浓度尚可，注意过敏。组织和体液穿透性好，脑脊液浓度高；中枢神经系统感染可使用 2 g q12h
	头孢地嗪	1.0 g	NS 100 mL ivdrip q12h，头孢地嗪 1 ~ 2 g	肾功能损害需减量或延长用药间隔
	头孢哌酮舒巴坦	1.5 g	NS 100 mL ivdrip q12h ~ q8h，头孢哌酮舒巴坦 3 g	头孢哌酮 75% 胆汁排泄；注意维生素 K 缺乏；非发酵菌感染可选择大剂量舒巴坦
	头孢吡肟	1.0 g	NS 100 mL ivdrip q12h，头孢吡肟 1 ~ 2 g	肾功能损害需减量或延长用药间隔

续表 5-9

种类	药物	规格	用法	注意事项
头霉素	头孢西丁	1.0 g	NS 100 mL　ivdrip q4h ~ q8h, 头孢西丁 1 ~ 3 g	抗菌谱相当于头孢二代；日总量根据感染情况 3 ~ 12 g；肾功能损害需减量或延长用药间隔
	头孢美唑	1.0 g	NS 100 mL　ivdrip　bid, 头孢美唑 1 ~ 2g	抗菌谱相当于头孢二代；日总量根据感染情况使用 1 ~ 4 g；肾功能损害需减量或延长用药间隔
广谱青霉素（注意过敏）	哌拉西林他唑巴坦	4.5 g	NS 100 mL　ivdrip q8h ~ q6h ivdrip > 1 h, 哌拉西林他唑巴坦 4.5 g	中山三院药敏铜绿假单胞菌敏感率约 80%；肾功能损害需减量或延长用药间隔
碳青霉烯类	亚胺培南西司他丁	1 g	NS 100 mL　ivdrip, q8h ~ q6h, 亚胺培南西司他丁 1 g	鲍曼不动杆菌耐药率高、嗜麦芽假单胞菌天然耐药；肾功能损害根据 GFR 调节；注重神经系统、消化道反应
	美罗培南	1.0 g, 0.5 g	NS 100 mL　ivdrip　q8h 15 ~ 30 min, 美罗培南 0.5 ~ 2.0 g	脑膜炎时 2 g q8h；肾功能损害根据 GFR 调节
喹诺酮类（18岁以下禁用）	环丙沙星	100 mL/0.2 g, 200 mL/0.4 g	环丙沙星 0.4 g　ivdrip　qd	胃肠道反应；中枢神经系统反应；肝肾功能损害减量
	左氧氟沙星	0.5 g/100 mL, 针剂； 0.5 g, 口服	左氧氟沙星 0.5 g　ivdrip　qd 左氧氟沙星片 0.5 g po qd	胃肠道反应；中枢神经系统反应；肾功能损害减量
	莫西沙星	250 mL/0.4 g, 0.4 g	莫西沙星 0.4 g　ivdrip　qd, 莫西沙星片 0.4 g po qd	肺浓度高；肾损害不用调整剂量；缺乏严重肝损害患者临床资料
硝基咪唑类	甲硝唑	100 mL/0.5 g, 0.2 g po	甲硝唑 0.5 g　ivdrip q8h ~ bid, 甲硝唑片 0.4 g po tid	胃肠道反应
大环内脂类	阿奇霉素	0.5 g	5% GS 500 mL　ivdrip qd > 1 h, 阿奇霉素 0.5 g	支原体、衣原体、军团菌、立克次体等非典型病原体消化道症状、监测肝功能疗程 7 天左右

续表 5-9

种类	药物	规格	用法	注意事项
四环素衍生物（复杂腹腔感染）	替加环素	50 mg	NS 100 mL ivdrip q12h，替加环素 50 mg	首剂 100 mg，后 50 mg q12h；铜绿假单胞菌对替加环素耐药；抗菌谱覆盖革兰阳性球菌、肠杆菌、大部分非发酵菌、厌氧菌等

根据 2010 全国细菌耐药监测：目前对肠杆菌科（大肠埃细菌、肺炎克雷伯菌、奇异变形杆菌、阴沟肠杆菌敏感性排前五位基本是亚胺培南、美罗培南、头孢哌酮舒巴坦、派拉西林他唑巴坦、阿米卡星）；非发酵菌（铜绿假单胞菌、鲍曼不动杆菌、嗜麦芽窄食单胞菌）普遍耐药，可尝试大剂量头孢哌酮舒巴坦

（二）使用抗菌药物病历书写注意事项

（1）使用所有抗生素均要记录化学名、商品名、用法、剂量，联用与停用要有记录。

（2）连续使用超过 14 天，病程要有记录。

（3）原则上非自动出院患者出院前 24 h 停用静脉抗生素，如需使用，在病程记录中记录。

（4）特殊使用抗菌药物：病程需记录开具理由、用药计划，病历中有抗生素会诊单。

（5）开具碳青霉烯类和替加环素类特殊级抗菌药物前应选择邀请感染性疾病科、呼吸与危重症医学科、血液内科、重症医学科、儿科等专家或临床药师进行会诊。

（6）越级使用，权限为 24 h，仅限于：①感染病情严重者；②免疫功能低下患者发生感染时；③已有证据表明患者发生病原菌只对特殊使用级抗菌药物敏感的感染。

四、感染科可能用到的急症用药配比

感染科可能用到的急症用药配比见表 5-10。

表 5-10 急症用药配比

种类	药物	规格	快速配比	注意事项
升压	多巴胺	20 mg/2 mL	NS 配成 50 mL 微泵 多巴胺（体重×3 倍）mg；x mL/h = x μg/（kg·min）	2～5 μg/（kg·min）扩张血管；5～20 μg/（kg·min）升压
	去甲肾上腺素	2 mg/1 mL	5% GS 44 mL 微泵 去甲肾上腺素 12 mg；1 mL/h = 4 μg/min	有效剂量范围 4 μg/min，相当于 1 mL/h 开始
			5% GS 配成 50 mL 微泵 去甲肾上腺素（体重×0.3 倍）mg；1 mL/h = 0.01 μg/（kg·min）	有效剂量范围 0.01～0.2 μg/（kg·min），相当于 1～20 mL/h

续表 5－10

种类	药物	规格	快速配比	注意事项
抗过敏	肾上腺素	1mg/ 1mL	肾上腺素 0.3～0.5 mL 皮下注射	间隔 10～15 min 可重复使用
降压	硝酸甘油	5 mg/ 1 mL	{ 5% GS 250 mL 输液泵 硝酸甘油 15 mg 60 μg/mL x mL/h = x μg/min	有效剂量范围 5～200 μg/min 5 mL/h 开始，依血压调节，5～ 200 mL/h
	硝普钠	50 mg/ 5 mL	{ NS 45 mL 微泵 硝普钠 50 mg x mL/h = 1/3x μg/（kg·min）	有效剂量范围 0.5～10 μg/ （kg·min） 1.5 mL/h 开始，5～10 min 调 整，避光，6 h 更换 1 次，不超 过 72 h
心率快	胺碘酮	0.15 g/ 2 mL	{ 5% GS 20 mL 胺碘酮 0.15 g	缓慢静脉推注 >10 min
			{ 5% GS 250 mL 胺碘酮 0.3 g	6 h 内 1 mg/min = 50 mL/h， 18 h 内 0.5 mg/min = 25 mL/h
			{ 5% GS 250 mL 胺碘酮 0.3 g	第二天根据病情变化用药
心率慢	异丙肾上 腺素	1 mg/ 2 mL	{ NS 44 mL 微泵 异丙肾上腺素 3 mg 1 mL/h = 1 mg/min	有效剂量范围 2～10 μg/min， 相当于 2～10 mL/h
	阿托品	0.5 mg/ 1 mL	阿托品 0.5 mg iv	无效，5 min 后可再用，总量可达 3 mg
室上速	2% 利多 卡因	100 mg/ 5 mL	2% 利多卡因 50～100 mg	静脉推注 >2 min
			2% 利多卡因 50 mL 微泵 20 mg/mL	有效剂量范围 1～3 mg/min， 相当于 3～6 mL/h
控制出血	生长抑素	3 mg	{ 5% GS 250 mL 输液泵 生长抑素 3 mg	负荷剂量 250 μg，维持剂量 250 μg/h； 先取 21 mL 约 5 min iv，后 21 mL/h
			{ NS 48 mL 微泵 生长抑素 3 mg	250 μg/h = 4 mL/h； 先取 4 mL iv，后 4 mL/h
	奥曲肽	0.1 mg	{ NS 45 mL 微泵 奥曲肽 0.3 mg	负荷剂量 25 μg，维持剂量 25 μg/h， 剂量可增至 50 μg；先取 4 mL iv，后 4 mL/h
	重组人数 血因子Ⅶ$_a$	60 KIU/ 1.2 mg	Ⅶ因子 90 μg/kg 配备的灭菌注射用水 iv	间隔时间根据病情逐渐延长 （2～24 h）

续表 5 – 10

种类	药物	规格	快速配比	注意事项
高血糖	胰岛素 （RI）	40 U/ 1 mL	胰岛素 RI 10 U 皮下注射 NS 配成 50 mL 微泵 RI（体重）U 5% GS 250 mL 输液泵 RI（体重/2）U	点火剂量 0.1 U/（kg·h）=5 mL/h， 血糖下降 3.9～6.01 mmoL/h 血糖下降至 13.9 mmol/L， 0.05 U/（kg·h）=25 mL/h

第六章

医疗常规流程

一、开医嘱流程

开医嘱前务必仔细核对，系统所入病区、床位号、患者姓名均一致时方能开医嘱。一旦点击审核医嘱将立即生效，切忌进错病区及床位号！

所有临时医嘱、长期医嘱均需仔细核对所开医嘱类型、名称、剂量、频次、用法、接受科室，长期医嘱需注意首日次数。

二、办理出院流程

（一）HIS 系统操作

（1）录入和保存出院主诊断。

诊断录入→分类：西医→诊断类型：出院诊断→主诊断：是→保存诊断及相关。

（2）录入出院带药医嘱和打印出院处方。

医嘱录入→出院带药→录入药物，可以从"长期医嘱或临时医嘱"处复制医嘱→疗程选择"7 天"→医保患者费用不能超 500 元→审核医嘱→出院带药处方打印（在系统第二横栏）。

出院带药，仔细看是否符合医保，疗程≤7 天。

（3）录入今日出院。

医嘱录入→停止长期医嘱→在临时医嘱内录入"今日出院"。

如存在未完成的检验/检查医嘱，系统会自动弹出"需关注医嘱"→核实需关注医嘱是否未做，若检验/检查已做，与相应科室联系执行医嘱；若检验/检查未做，告知电脑员护士"医嘱名称和开启医嘱时间"，先撤销执行后撤销医嘱，然后再次录入"今日出院"。

录入"今日出院"，审核医嘱，弹出对话框，选择出院条件和填写转入/转出医院名称。

录入"今日出院"后将不能对医嘱做任何操作。

"自动出院"，需要签署知情同意书。

点"临床路径"，注意时间节点、表单总览，把非护理部分全部确认后，黑体字变蓝。

（二）电子病历

（1）按要求填写病案首页（建议在住院后就完善，入院时患者填写地址和联系方式不完整的可以及时补充）。

（2）按要求书写出院记录（检验记录、检查记录、临时医嘱均可以插入到出院小结中）（出院记录写好后要给主治医生审核）。诊疗经过要体现入院时、出院时的化验与抗生素使用情况（使用原因、具体病原体、感染的部位、抗生素用法）。

（3）病历模板→科室分类→公用模板→法定医学证明及报告→疾病诊断证明书（导入出院诊断和出院医嘱）。

（三）交电脑员护士的资料

（1）住院卡。
（2）出院带药处方。
（3）出院记录。
（4）疾病诊断证明书。

（四）患者出院召回流程

（1）住院处取消财务结算（到住院处取消财务结算，回收发票）。
（2）护士取消最终结算（护士将患者召回到床位上）。
（3）医生撤销出院医嘱。

三、临床路径操作

（一）入径病种

入径病种包括：丙型肝炎后肝硬化失代偿期、发热查因、慢加急性乙肝肝衰竭、慢性丙型病毒性肝炎、慢性乙型病毒性肝炎、乙型肝炎后肝硬化失代偿期、原发性胆汁性肝硬化、自身免疫性肝炎、艾滋病合并肺孢子菌肺炎、艾滋病合并马尔尼菲蓝状菌病、肝脓肿、隐球菌性脑膜炎、恶性肿瘤免疫治疗（肝肿瘤）、酒精性肝硬化失代偿期、药物性肝衰竭、药物性肝损害、登革热、败血症、恙虫病、非结核分枝杆菌感染、肝豆状核变性。

（二）HIS系统操作

（1）诊断录入时，符合入径会弹出对话框，按要求入径。主动入径：选中患者相对应的临床路径（开医嘱时会弹出通过路径录入，可以点"不同意"，然后按平时开医嘱习惯即可）。

（2）医生与护士进行阶段确认（签名＋确定）。当临床路径的某一阶段完成后，可以切换到下一个阶段。切换前医生与护士要签名，切换时会判断是否有必选未执行的项目，如果存在则视为变异，需要填写变异原因。医生与护士分别签名后再点击"确定"可以切换阶段。

（3）处理当前阶段路径外医嘱。

（4）出现转科、并发症严重等其他情况。当无法继续按临床路径执行时，可以选择出径。

（5）出院。医生与护士将各阶段诊疗工作、护理工作、变异原因点击执行完后，点击"完成"，完成后才能做医疗结算。

入径患者，首页的临床路径病例会自动变为"1. 是"；无须打印临床路径单。

四、报疫卡

按照传染病疫情报告制度，接诊传染病患者时，首先应进行登记，填写传染病报告卡，当发现传染病暴发、流行以及原因不明的传染病后，应及时向当地疾病预防控制机构报告。

报告病种：甲、乙、丙类传染病及其他规定报告的传染病。

（1）甲类传染病：鼠疫、霍乱。

（2）乙类传染病：传染性非典型肺炎、新型冠状病毒感染、艾滋病、病毒性肝炎、脊髓灰质炎、人感染高致病性禽流感、麻疹、流行性出血热、狂犬病、流行性乙型脑炎、登革热、炭疽、细菌性和阿米巴性痢疾、肺结核、伤寒和副伤寒、流行性脑脊髓膜炎、百日咳、白喉、新生儿破伤风、猩红热、布鲁氏菌病、淋病、梅毒、钩端螺旋体病、血吸虫病、疟疾、人感染 H7N9 禽流感、猴痘。

（3）丙类传染病：流行性感冒、流行性腮腺炎、风疹、急性出血性结膜炎、麻风病、流行性和地方性斑疹伤寒、黑热病、棘球蚴病、丝虫病、手足口病、除霍乱、细菌性和阿米巴性痢疾、伤寒和副伤寒以外的感染性腹泻病。

（4）其他传染病：非淋菌性尿道炎、尖锐湿疣、生殖器疱疹、水痘、森林脑炎、结核性胸膜炎、人感染猪链球菌、不明原因肺炎。

入院时点击录入"新西医诊断"时，系统会自动弹出报传染病疫卡窗口，即刻报疫卡，按照《中华人民共和国传染病报告卡》的要求填报，并进行传染病专项监测、专项调查信息的报告。

五、告病重

密切观察患者病情，尊重患者的病情知情权，及时与患者沟通病情，必要时向患者及其家属予以告病重，签署以下知情同意书。

（1）纸质授权委托书（无行为受限，10 岁以上神志清楚者）。

（2）自费药品同意书。不同医保自费药物不同，开医嘱时，后有显示公费、甲类、乙类、自费药物。有的病区有现成的，不用电脑打印。

（3）病重通知书（需在电脑模板上自行修改，写明可能会出现消化道出血、肝性脑病、感染性休克等严重并发症危及生命）。所有空格均需填写，医生先签名，必须精确到几点几分，可电脑上签名提交后打印。

（4）打印输血及血制品同意书。写明所用血制品，如血浆、冷沉淀、白蛋白、丙球、红细胞、血小板等，下面横线处改为"同意"后打印。

（5）如有乙肝需要进行抗病毒治疗，患者加签"核苷酸治疗同意书"。

六、常用医嘱套

注意：医嘱套只是方便医生尽快熟悉可以开启的项目，医嘱开启一定要根据病情进行选择，切忌对所有患者都开相同的医嘱和相同的用药。

肝病长期医嘱套见表6-1。

表6-1　肝病长期医嘱套

按感染科常规护理
一级护理
清淡饮食
告病重（重度肝炎、肝衰竭、肝硬化失代偿期、有出血风险）
测BP等
留陪人（肝性脑病）
记24 h尿量（腹水，肾功能异常）等

重型肝炎相关检查套见表6-2。

表6-2　重型肝炎相关检查套

【通用】
血常规+网织红细胞
ABO、Rh血型鉴定（既往查过可不用）
交叉配血
大生化全套
（或：生化全套+心肌酶谱，体液免疫prn）
凝血四项［+血浆D-二聚体、鱼精蛋白副凝固试验（3P试验）prn］
尿常规
大便常规
心梗三项
B型钠尿肽（BNP）
血气分析五项+血气分析七项（含乳酸浓度）

续表 6 - 2

【嗜肝病毒】
乙肝两对半（定性）
HBV DNA 内标法
血播二项（抗 HCV/HIV）
肝炎系列 II（甲肝、戊肝 IgM/G）
常规查梅毒抗体两项

【急性肝功能异常查因】
非嗜肝病毒 CMV-IgM/EBV 四项抗体
肝病其他常规检查
铜蓝蛋白
元素六项
自身免疫性肝病抗体七项
甲功七项
G6PD + 地贫
肿瘤指标
肿瘤三项〔含甲胎蛋白（AFP），肝炎活动可升高〕
肿瘤组合筛查 1〔糖类抗原 125（CA125）有腹水可升高，糖类抗原 199（CA199）胆道炎症可升高〕

【怀疑感染者】
C 反应蛋白、红细胞沉降率、降钙素原
真菌 D 葡聚糖检测〔1，3 - β - D 葡聚糖试验（G 试验）〕
曲霉半乳甘露聚糖试验（GM 试验）
血培养（多次多部位）
感染严重者查快速型血气分析七项

影像学检查医嘱套见表 6 - 3。

表 6 - 3 影像学检查医嘱套

影像学检查
【流程】
（1）审核医嘱。
（2）填写主诉、目的后，打印申请单。
（3）预约时间（除外心电图、X 片、超声引导穿刺、内镜等不能预约的项目），打印预约清单，签字，交至护士站。
【常用检查】
心电图（十二导联 + 十五通道）
胸部正侧位（无胶片），怀疑有肺部感染直接胸部 CT 平扫
彩超肝胆脾胰 + 门静脉 + 腹水
彩超双肾输尿管膀胱（男性 + 精囊腺，女性 + 子宫附件）
肝脏储备功能
超声弹性成像（适用于转氨酶 < 10 ULN，无明确腹水患者）

临时医嘱套见表6－4。

表6－4　临时医嘱套

报疫卡	必要时
血常规（＋嗜酸性粒细胞计数、血小板计数、异型淋巴细胞计数 prn）	st
大生化全套（含脂肪酶、乳酸脱氢酶）	st
血氨	st
血气分析	st　prn
血细菌＋真菌培养	st　prn
乙肝两对半（化学发光法）	
HBV DNA（内标法）／HCV RNA（内标法）	
肝炎系列Ⅱ	
血播二项（HIV＋HCV 抗体）	
AFP（化学发光法）	
梅毒初筛试验	
血清铜	
24 h 尿铜	考虑肝豆状核变性时才需要
铜蓝蛋白	
自身免疫性肝炎抗体	
甲功三项（五项或七项）	
G6PD 活性＋地贫常规	
1，3－β－D 葡聚糖	prn
细菌抗原分析	prn
心电图	危重患者可开床边
胸片	危重患者可开床边
腹部彩超（肝胆胰脾、门静脉、腹水、胸腔积液）	危重患者可开床边

不明原因发热相关医嘱套见表6－5。

表6－5　不明原因发热相关医嘱套（根据具体病情增减）

【常规＋肝肾、心肺等重要脏器功能评估】
血常规＋网织红细胞、ABO 和 Rh 血型鉴定
血涂片
尿常规二项
大便常规三项

续表 6 - 5

大生化全套
心梗三项
B 型钠尿肽（BNP）
血气分析五项 + 血气分析七项（含乳酸浓度）

【血液凝集状态】
凝血四项
血浆 D - 二聚体测定
血栓弹力图试验

【炎症状态】
降钙素原检测
红细胞沉降率
C 反应蛋白
血清淀粉样蛋白 A 测定
血清 IL-6 测定
肿瘤三项（含铁蛋白）（或单独开血清铁蛋白）

【易感因素评估】
血播八项（含 HIV）
糖化血红蛋白测定
体液免疫（含 CRP）
T 淋巴细胞亚群、B 细胞、NK 细胞

【感染】
血细菌、真菌、厌氧菌培养三项（左手、右手）
其他标本的培养（导管、尿、痰、大便、引流液等）
结核菌感染 T 细胞检测四项（结核）
肥达氏反应、外斐氏反应［本院和（或）市疾病预防控制中心（CDC）］（伤寒和副伤寒、立克次体）
布鲁杆菌抗体检测（送 CDC）（布鲁氏菌病）
呼吸道病原体四项 + 呼吸道病原体五项（病毒和非典型病原体）
优生四项
EB 病毒抗体四项检测
各类病原体 DNA 测定（定量）EB 病毒
巨细胞病毒（CMV）DNA 测定
隐球菌抗原检测（滴度 1∶5，1∶10，1∶20，1∶40，1∶80，1∶160，1∶320，1∶640，1∶1 280，1∶2 560）（真菌）
真菌 D - 葡聚糖检测
病原宏基因及病原宏转录组测序
肝寄生虫全套（寄生虫）
肺寄生虫全套
脑寄生虫全套
血液疟原虫检查

续表 6-5

【以下项目急性发热可考虑送检】
流行性出血热抗体（联系预防保健科送市 CDC 或省 CDC）
钩端螺旋体凝溶试验（联系预防保健科送市 CDC 或省 CDC）
登革热病毒抗体两项
登革病毒抗原测定
登革病毒 RNA 测定
快速呼吸道抗原二项联合检测
流感 A + B 抗原检测
【非感染】
血清免疫固定电泳
尿本周氏蛋白
甲功七项
【风湿免疫相关医嘱】
狼疮四项
抗可溶性抗原（ENA）谱十四项
抗核抗体十项
抗中性粒细胞胞质抗体（ANCA）四项
血管炎二项、血管炎组合
风湿二项
抗 DNA 酶 B
抗心磷脂抗体三项
抗磷脂抗体综合征三项
人类白细胞抗原 B27 测定
免疫球蛋白亚类 IgG4 定量测定、血清总 IgE 测定
【检查】
常规心电图
胸部螺旋 CT 平扫 + 三维
彩超甲状腺及颈部淋巴结
彩超其他（双侧腋窝淋巴结）、彩超其他（双侧腹股沟淋巴结）、彩超其他（腹腔、肠系膜淋巴结）
彩超肝胆胰脾 + 双肾输尿管膀胱（男性：前列腺、精囊腺/女性：子宫附件）
彩超心脏 + 其他心脏超声诊疗技术 + 心功能
彩超经食道超声心动图 + 其他心脏功能诊疗技术（怀疑感染性心内膜炎）
核素 PET/CT 全身（怀疑淋巴瘤或感染与肿瘤相鉴别时）
注：根据病情选择其他部位的相关检查

送 CDC 的标本需要填写疾病控制类标本受理登记表如图 6-1 所示。

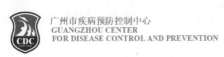

广州市疾病预防控制中心
GUANGZHOU CENTER
FOR DISEASE CONTROL AND PREVENTION

送检时间：周二、周四 11：00 前
送检流程：开临时医嘱或嘱托，确定送检项目→正楷填写标本受理登记表→交护士抽血→电话通知预防保健科送检标本（尽可能在周一、周三通知保健科，如错过周二、周四送检日，但病情紧急者可同保健科联系要求加送）

疾病控制类标本受理登记表（个体）

GZCDC/CX18-5

报告书号：　　　　　　　　　　　　　　　　　　　　　　　　　　　　　第 页 共 页

姓名		性别	□男 □女	年龄		职业		发病日期		住院日期		临床诊断	
流行病学史	类似禽类接触、鼠类接触、虫子叮咬、下田劳作等流行病学史均可填写						从何处到本市（在本市居住不足1个月者填）		送检单位、科室病床、住院号			医院联系医生姓名	
采样日期		接样日期		送样人			受理人			医院/医生联系电话			

受理编号	样品名称	样品是否符合要求	数量（宗）	检验项目
				检验项目填写清晰完整，广州市 CDC 不检验登革热抗体标本，不要送检
		□是		
		□是		

备注：	报告领取日期：	工作日

样品名称代号：1. 全血；2. 血清；3. 咽拭子；4. 漱口液；5. 痰；6. 气管抽取液；7. 粪便；8. 肛拭子；9. 棉拭子；10. 其它（请详细列出）。

备注：①此联可作为检测项目受理回执。查询电话：36545156
②收费类检测项目凭此联缴费及通知单领取检验报告；非收费检测项目凭此联领取检验报告。

报告时间一般为 7 个工作日

本单一式二联，第一联由采样单位存查；第二联交送检单位

图 6-1　广州市疾病预防控制中心疾病控制类标本受理登记表

七、侵入性诊疗操作

（一）腹腔穿刺术

1．适应证

（1）腹水原因待查，或疑有内出血者。

（2）大量腹水引起难以忍受的呼吸困难及腹胀者。

（3）腹腔内注药或腹水浓缩回输者。

2．禁忌证

（1）有肝性脑病先兆者，精神异常或不能配合者。

（2）穿刺点附近皮肤有感染（如脓肿等）者。

（3）严重的出凝血功能障碍、严重肝功能损害或严重电解质紊乱者。

（4）棘球蚴病、严重肠胀气、巨大卵巢囊肿或妊娠者。

（5）广泛腹膜粘连者。

3．注意事项

（1）注意无菌操作，以防止腹腔感染。

（2）放腹水前后均应测量腹围、脉搏、血压，检查腹部体征，以观察病情变化。

（3）术中密切观察患者，如患者出现头晕、心悸、恶心、气短、脉搏增快及面色苍白等，应立即停止操作，并进行适当处理。

（4）放腹水过程中要注意腹水的颜色变化。腹水为血性者于取得标本后，应停止抽吸或放液。

（5）放腹水不宜过快、过多，一次放腹水一般不超过 3 000 mL，过多放腹水可诱发肝性脑病和电解质紊乱。

（6）放腹水时若流出不畅，可将穿刺针稍做移动或稍变换患者体位。

（7）如遇穿刺孔继续有腹水渗漏时，可用蝶形胶布或火棉胶粘贴。

（8）大量放腹水后，需束以多头腹带，以防腹压骤降、内脏血管扩张引起血压下降或休克。

4. 腹腔穿刺置管医嘱套

腹腔穿刺置管医嘱套见表 6 - 6。

表 6 - 6　腹穿置管医嘱套

【穿刺用品准备】 一次性胸穿包 胸穿针 利多卡因 腹腔穿刺置管包 思乐扣 IV3000 透明敷料 一次性引流袋 1 000 mL 高级连接器 肝素帽
【检查】 胸腔积液常规 腹水常规 胸腔积液生化［另外，可查腺苷脱氨酶（ADA）、白蛋白（ALB）、癌胚抗原（CEA）、乳糜试验、胰腺炎二项等，根据患者情况开］一般细菌培养＋真菌培养、厌氧菌培养（均选细菌室，培养出会自动做药敏，无须特殊开） 病理活体（腹水病理，需开病理检查单，250 mL 以上标本装腹水收集袋并贴标签）

5. 放腹水治疗规范流程

（1）确保已收费。在 HIS 系统录入长期医嘱：放腹水治疗（放胸腔积液则为胸腔穿刺术后留置管抽液、注药）、单连接管、引流袋、肝素帽，频次均为 qd。

（2）治疗时机及放腹水速度。建议早晨 8 点交班前开始放腹水，午间值班前封管收袋。不允许下午 6 点以后仍未收袋，因为这样会大大增加夜班医护的工作量。放液时建议每小时流量≤1 L，如基础 BP≤90/60 mmHg 则应更慢。

（3）放腹水前准备。备物：引流袋、单连接管、透明敷贴、安尔碘、棉枝。查对：患者姓名、床号、引流管位置、引流管外露刻度。特别留意：引流管是否脱管，敷贴是否失去粘性、是否脱位。

（4）向患者/家属宣教。"五不可"：不可自行调节流速；不可自行处置袋中腹水；不可剧烈变动体位；不可把引流袋提高到引流管水平之上；不可让引流袋接触地面（如离地面太近可整体摇高床板）。"两必须"：达到目标放液量后，必须及时找主管医生封管收袋；放腹水过程中出现头晕、呕吐、发热、畏寒、腹痛，必须及时告知医护人员。

（5）放腹水结束。安尔碘消毒引流管口，拧上肝素帽（勿太紧）；引流管尾巴应紧贴患者躯干，勿甩来甩去，以免患者翻身、换衣服时扯出；先将装满水的引流袋中的液体倒到污物间的洗手池水槽，倒干净后再丢到医疗垃圾桶；再次询问患者有无不适。

（6）交班。将每日放腹水量填写于护士站白板上。

（二）骨髓穿刺术

1. 适应证

（1）各种血腹水病的诊断。

（2）明确肿瘤性疾病是否有骨髓侵犯或转移。

（3）原因不明的肝、脾、淋巴结肿大及某些发热原因未明者。

（4）观察血液病及其他骨髓侵犯疾病的治疗反应和判断预后。

2. 禁忌证

（1）血友病患者及有严重凝血功能障碍者。

（2）骨髓穿刺部位有感染者。

3. 注意事项

（1）骨髓穿刺前应检查出血时间和凝血时间，有出血倾向者应特别注意，血友病患者禁止做骨髓穿刺检查。

（2）骨髓穿刺针和注射器必须干燥，以免发生溶血。

（3）穿刺针针头进入骨质后要避免过大摆动，以免折断穿刺针。胸骨穿刺时不可用力过猛、穿刺过深，以防穿透内侧骨板而发生意外。

（4）穿刺过程中，如果感到骨质坚硬，难以进入骨髓腔时，不可强行进针，以免断针。对此应考虑为大理石骨病的可能，及时行骨骼 X 线检查，以明确诊断。若未能抽出骨髓液，应再插入针芯，稍加旋转针体，或再钻入少许或退出少许，拔出针芯，再行抽吸。若仍抽不出骨髓液，则应考虑更换部位穿刺或作骨髓活组织检查术。多次干抽（dry tap）时应进行骨髓活组织检查术。

（5）做骨髓细胞形态学检查时，抽取的骨髓液不可过多，以免影响对骨髓增生程度的判断、细胞计数和分类结果。

（6）行骨髓液细菌培养时，需要在骨髓液涂片后，再抽取 1～2 mL 骨髓液用于培养。

（7）由于骨髓液中含有大量的幼稚细胞，极易发生凝固，因此，穿刺抽取骨髓液后应立即涂片。

（8）送检骨髓涂片时应同时附送 2～3 张外周血涂片。在骨髓涂片磨砂面用铅笔标注：患者姓名＋BM；在外周血涂片磨砂面标注：患者姓名＋BL 或 PB。

（9）如使用普鲁卡因局部麻醉，麻醉前须做普鲁卡因皮试。利多卡因为酰胺类局部麻醉药，具有起效快、弥散广、穿透性强、使用前无须做药敏试验等优点，但其可致少数患者出现过敏休克，应警惕。

（三）胸腔穿刺术

1. 适应证

1）诊断性。

主要用于抽取胸腔积液，从而可进行胸腔积液的常规、生化、微生物学以及细胞学检测，明确胸腔积液的性质，寻找引起胸腔积液的病因。

2）治疗性。

（1）抽出胸膜腔内的积液、积气，减轻液体和气体对肺组织的压迫，使肺组织复张，缓解患者的呼吸困难等症状。

（2）抽吸胸膜腔内的脓液，进行胸腔冲洗，治疗脓胸。

（3）进行胸膜腔给药，可向胸腔注入抗生素、促进胸膜粘连药物以及抗癌药物等。

2. 禁忌证

（1）胸膜粘连致胸膜腔消失者。

（2）未纠正的凝血功能异常者，包括应用抗凝剂、出血时间延长或凝血机制障碍者，以及血小板计数 $<50\times10^9/L$ 者，穿刺前应先输注血小板。

（3）不能配合或耐受操作者，包括咳嗽剧烈、躁动不能配合操作者，以及体质衰弱、病情危重难以耐受操作者等。

（4）穿刺部位皮肤感染者。

（5）麻醉药品过敏者。

3. 注意事项

（1）操作前应向患者说明穿刺目的，消除其顾虑，穿刺及抽液过程中注意提醒患者不要大力呼吸、咳嗽或变动体位；对精神紧张者，病情允许时可于术前半小时给予地西泮 10 mg 或可待因 0.03 g 以镇静止痛。

（2）操作中应密切观察患者的反应，如患者有头晕、面色苍白、出汗、心悸、胸部压迫感或剧痛、晕厥等胸膜过敏反应，或出现连续性咳嗽、气短、咳泡沫痰等现象时，立即停止抽液，并皮下注射 0.1% 肾上腺素 0.3～0.5 mL，或进行其他对症处理。

（3）一次抽液不应过多、过快。诊断性抽液时，抽取 50～100 mL 即可。减压抽液时，首次不超过 600 mL，以后每次不超过 1 000 mL。如为脓胸，每次尽量抽尽，疑有化脓性感染时，助手用无菌试管留取标本，行涂片革兰染色镜检、病原体培养及药敏试验。检查肿瘤细胞，至少需要抽取 50 mL，并应立即送检，以免细胞自溶。

（4）严格无菌操作，操作中要始终保持胸膜腔内负压，防止空气进入胸腔。

（5）应避免在第 9 肋间以下穿刺，以免穿透膈肌损伤腹腔脏器。

（6）操作前、后均应测量患者生命体征，操作后嘱患者卧位休息 30 min。

（7）对于恶性胸腔积液，可注射抗肿瘤药物或硬化剂诱发化学性胸膜炎，促使脏层与壁层胸膜粘连，闭合胸腔，防止胸腔积液重新积聚。具体操作：于抽液 500 ～ 1 200 mL 后，将药物（如米诺环素 500 mg）加生理盐水 20 ～ 30 mL 稀释后注入。推入药物后回抽胸腔积液，再推入，反复 2 ～ 3 次后，嘱患者卧床 2 ～ 4 h，并不断变换体位，使药物在胸腔内均匀涂布。若注入的药物刺激性强，可致胸痛，应在注入药物前予布桂嗪（强痛定）或哌替啶等镇痛剂。

（四）腰椎穿刺术

1. 适应证

（1）中枢神经系统感染性疾病，包括各种病原体引起的脑膜炎、脑炎。

（2）中枢神经系统非感染性的炎性疾病，如自身免疫性脑炎、炎症脱髓鞘疾病和血管炎等。

（3）临床怀疑蛛网膜下腔出血而 CT 尚不能证实时，或与脑膜炎鉴别有困难时。

（4）脑膜癌病、原发性或继发性中枢神经系统淋巴瘤等累及脑膜的恶性肿瘤的诊断。

（5）脊髓病变和多发性神经根病变的诊断与鉴别诊断。

（6）怀疑颅内压异常需要证实或排除。

（7）脊髓造影或鞘内药物治疗等。

2. 禁忌证

（1）颅内压明显升高伴有脑疝迹象，颅后窝存在占位性病变。

（2）穿刺部位有感染性病灶，脊髓结核或开放性损伤。

（3）明显出血倾向或血小板数低于 50×10^9/L。

（4）病情危重不宜搬动或脊髓压迫症患者的脊髓功能处于即将丧失的临界状态，腰椎穿刺可能加重病情，需要慎行腰椎穿刺。

3. 注意事项

（1）对疑有颅压过高者，应采用细针穿刺，缓慢拔出针芯，缓慢放出脑脊液，不可放液过多。术后及时予脱水、降颅压治疗。

（2）如穿刺过程中出现脑疝症状，应立即停止放液。

（3）术后去枕平卧 4 ～ 6 h。若初压超过 300 mmH$_2$O，则不宜放液，仅取测压管内的脑脊液送细胞计数及蛋白定量即可。

（4）留取化验标本时，最初留取的脑脊液不宜作为常规检查用，因穿刺时所造成的损伤，可影响细胞计数的准确性。

（5）一般采用测压管检查压力，腰椎穿刺成功后接上测压管，嘱患者充分放松，脑脊液在测压管中上升到一定的高度而不再继续上升，此时的压力即为初压。放出一定量的脑脊液后再测的压力为终压。成人侧卧位的正常压力一般为 $80 \sim 180$ mmH$_2$O，大于 200 mmH$_2$O 提示颅内压增高，小于 80 mmH$_2$O 提示颅内压降低。压力增高见于颅内占位性病变、脑外伤、颅内感染、蛛网膜下腔出血、静脉窦血栓形成、良性颅内压增高等。压力降低主要见于低颅压、脱水、休克、脊髓蛛网膜下腔梗阻和脑脊液漏等。脊髓病变怀疑有椎管阻塞可选用压力动力学检查，包括压腹试验和压颈试验。行压腹试验时，检查者以拳头或手掌用力压迫患者腹部，患者脑脊液压力迅速上升，解除压迫后脑脊液压力迅速下降。如穿刺针不通畅或不在蛛网膜下腔，行压腹试验时脑脊液压力不上升。压颈试验又称奎肯试验，指腰椎穿刺时用手或血压计袖带压迫双侧颈静脉使颅内静脉充血，观察颅内压升降情况。正常情况下压颈后脑脊液压力迅速上升 100 $\sim$ 200 mmH$_2$O，解除压颈后，压力迅速下降至初压水平。如在穿刺部位以上有椎管梗阻，压颈时压力不上升（完全梗阻），或上升、下降缓慢（部分梗阻），称为压颈试验阳性。如有颅内压升高或怀疑后颅脑肿瘤者，禁行压颈试验，以免发生脑疝。单侧压颈试验脑脊液压力不上升提示同侧静脉窦（乙状窦、横窦）受阻。

（五）超声引导下肝脏穿刺活检术

超声引导下肝脏穿刺活检术是一种常用的肝脏疾病诊断方法，通过获取肝脏组织样本进行病理学检查，以帮助医生确诊肝脏疾病的性质和程度。

1. 适应证

（1）原因不明的肝功能异常、肝硬化：当血液检验结果异常，但无法确定具体原因时，肝穿刺活检可以帮助明确诊断。

（2）原因不明的肝肿大：对于肝脏肿大但原因不明确的情况，肝穿刺活检可以提供更多信息。

（3）慢性乙型肝炎患者的抗病毒时机选择：肝穿刺活检有助于评估肝纤维化或炎症坏死程度，以及抗病毒治疗的效果评估与监测及预后判断。

（4）考虑自身免疫性肝病：如自身免疫性肝炎、原发性胆汁性胆管炎、原发性硬化性胆管炎等，肝穿刺活检有助于诊断及治疗方案的制定。

（5）考虑遗传代谢性肝病：如肝豆状核变性、遗传性血色病等，肝穿刺活检有助于诊断及治疗方案的制定。

（6）酒精性肝病与非酒精性脂肪性肝病：肝穿刺活检可用于诊断及确定肝组织纤维化程度。

（7）肝脓肿：建议在置管引流的同时行脓肿壁穿刺活检以排除恶性肿瘤。

（8）肝脏肿物性质不明：对于肝脏肿物性质不明确的情况，肝穿刺活检可以提供重要信息，但如果肝脏肿物有手术指征且患者同意手术切除，则无活检必要。

（9）肝移植患者术后：如考虑排斥反应或感染等并发症，可行肝穿刺活检协助诊断。

2．**禁忌证**

（1）临床考虑肝血管瘤、肝多房棘球蚴病：在这些情况下，穿刺可能导致出血或其他并发症。

（2）肝外梗阻性黄疸：在这种情况下，穿刺可能加重病情。

（3）有明显出血倾向或严重血小板减少、凝血功能障碍的患者：穿刺可能增加出血风险。

（4）昏迷或患其他疾病不配合者：患者无法配合操作，增加穿刺的风险。

（5）穿刺路径有感染病灶：存在感染风险，应避免穿刺。

3．**术前准备**

（1）术前向患者介绍手术目的、经过及意义，患者无疑问后签署知情同意书。

（2）检查肝功能及血小板、凝血酶原时间（PT）等凝血指标，确认无肝穿刺活检的禁忌证。

（3）预约手术时间，手术医护人员准备手术场地、用品、麻药等。

（4）嘱患者排空膀胱、稳定情绪，教患者按肝脏穿刺活检要求进行呼吸训练，询问患者有无麻药过敏史。

4．**手术步骤**

（1）测血压、脉搏并记录。

（2）患者取左侧卧位，腰背部垫一枕头，右手抱头，暴露右胸肋间隙。

（3）B超探测适当穿刺点，再次与患者练习呼吸配合。

（4）用Ⅰ型安尔碘消毒皮肤，消毒范围达穿刺点周围15 cm。

（5）助手打开无菌穿刺包，术者戴无菌手套，铺消毒孔巾。

（6）局部麻醉使用麻药前询问患者麻药过敏史。采用5 mL无菌注射器吸取2%利多卡因5 mL，在穿刺点周围及进针路线局部麻醉达肝包膜。注意在皮肤及肝包膜处麻药量要足够。

（7）选择穿刺针型号，连接好穿刺枪和穿刺针，检查连接好的穿刺枪和一次性穿刺针，空弹射一次，再回拉至切割预备状态。

（8）用尖刀片切开穿刺点皮肤约0.5 cm，深达皮下，便于穿刺针进入皮下。

（9）将穿刺枪套入超声导向支架。

（10）在超声引导下穿刺针进入皮下达肝包膜，嘱患者暂停呼吸，穿刺针快速进入肝实质约2 cm，按下切割按钮，迅速拔出穿刺针。用纱布按压穿刺部位数分钟，嘱患者浅呼吸。检查穿刺取出的肝组织是否符合要求，并将肝组织放入备好的含福尔马林液的瓶中备检。根据检查需要和第一次穿刺取出的组织长度决定是否需要进行第二次穿刺。如需进行第二次穿刺，重复上述步骤。

（11）如两次穿刺不成功，当日不再穿刺，可择日再进行。

（12）测定患者血压、脉搏，观察患者病情变化。车床送入病房。

5．**术后观察处理**

（1）术后观察至少6 h，密切监测患者生命体征、腹部体征等变化。

（2）操作者做好手术过程和术后观察记录。

（3）患者于术后第二日上午复查腹部 B 超，了解穿刺口及肝脏出血情况。

八、穿脱隔离衣操作流程

（一）物件准备

准备的物件包括：清洁传染科隔离衣 1 套、静脉输液架 1 个（悬挂隔离衣用）、口罩、帽子、避污纸、手套、生活垃圾收集箱、医疗废物收集箱、洗手设施或手消毒液。

（二）穿隔离衣的规范操作

（1）操作前评估：隔离种类、操作环境。

（2）穿隔离衣前要取下手表、手饰，清洁双手，戴口罩和帽子。

（3）手持衣领取下隔离衣，两手将衣领的两端向外反折 5 cm，使隔离衣内面向着操作者；检查隔离衣大小是否合适，有无污染、破损和潮湿。右手持隔离衣领子并露出袖子内口。

（4）将左臂入袖，举起手臂，抖衣袖露出左前臂，用左手持衣领，同法穿右侧衣袖，抖袖露双侧前臂。

（5）两手持领子中央，沿着领边向后将领带结好。

（6）扣双臂袖扣。

（7）系腰带：将隔离衣的一边渐向前拉，直至触到边缘后用手捏住，同法捏住另一侧，两手在背后将两侧边缘对齐，向一侧折叠，以一手按住，另一手将腰带拉至背后压住折叠处，将腰带在背后交叉，再回到前面打一个活结（腰围胖者可在背后打结）。

（8）取避污纸开门：一手大拇指与食指抓取一张避污纸（注意不要污染避污纸背面），包裹门把开门。

（三）脱隔离衣的规范操作

（1）解腰带，在腰前打一个活结。

（2）解开两袖带，卷袖至肘下 5 cm 处，使两手露出。

（3）按七步洗手法洗手后用清洁纸巾或毛巾擦干双手。

（4）解衣领结。

（5）左手伸入右手袖口内拉下衣袖过手，再用衣袖遮住的右手在衣袖外面拉下左手衣袖过手，用衣袖遮住的双手解开腰带，双手轮换握住袖子，手臂逐渐退出。

（6）隔离衣内面向外两边对齐，开口背向走道挂在衣架上。

（7）脱口罩、帽子，进行手卫生。

九、请会诊流程

遵守核心制度中的会诊制度，会诊记录书写要求：按照电子病历系统会诊记录模板书写；院内大会诊记录参照院内大会诊记录格式书写。

（一）注意规范书写病历

（1）申请科室：病情简介、会诊目的、诊断、住院医师及主治医师签名等书写详尽、完整。

（2）会诊科室：会诊意见规范书写，会诊时限和资质符合要求，病历会诊记录的会诊时间具体记录到分钟；签名完整。

（3）有会诊医嘱的，一定要有会诊记录。

（4）会诊完成后，申请科室医生应在患者的病程记录中概括记录会诊意见和执行情况，并对该会诊意见进行评价。

（5）发生转科或不转科请他科做手术前，必须先会诊，病历中有会诊医嘱和会诊记录。

（二）申请医生操作流程

（1）申请医生在 HIS 系统发起会诊申请并填写会诊申请单。

（2）在 HIS 系统患者列表找到该患者，打开电子病历。

（3）在病历模板新建"会诊记录"。

（4）点击"引用"图标并插入病历，引用 HIS 系统填写的申请单内容。

（5）填写完"保存"，并且完成电子签名。

（三）会诊医生操作流程

（1）会诊医生在 HIS 系统"接收"会诊后，可点击"查看病历"并填写会诊结论。

（2）会诊结论填写后点击"完成"提交，再点击"查看病历"跳转到该患者电子病历界面引用会诊结论。

（3）点击打开该患者本次会诊记录。

（4）点击"引用"图标插入病历，即可引用 HIS 系统填写的会诊结论。

（5）会诊医生完成 CA 电子签名并点击"提交"。

（四）院内大会诊

1. 申请科室

（1）通过企业微信提交申请（发起流程→医务科→院内大会诊申请）。

（2）申请发出后电话告知医务科。

（3）纸质文书备案（及时准备，需签到）：会诊完成 2 日内填写"院内大会诊质量追踪表"（原件科室存档，复印件送医务科）、"中山大学附属第三医院院内大会诊记录表"（病历系统→专册模板→院内大会诊，需科室主任签字），交医务管理部门备案。

2. 派出科室

确认派出会诊医生的资质、出诊及时率、给出的会诊意见是否合理等，并主动与申请科室沟通，追踪会诊意见执行情况和患者病情是否改善。

十、人工肝治疗流程

（一）人工肝支持系统

人工肝支持系统简称"人工肝"，是暂时替代肝脏部分功能的体外支持系统，其治疗机制是基于肝细胞的强大再生能力，通过体外的机械、物理和生物装置，清除各种有害物质，补充必需物质，改善内环境，为肝细胞再生及肝功能恢复创造条件，或作为肝移植前的桥接。

（二）人工肝分型

临床常见的人工肝分型见表6-7。

表6-7 临床常见的人工肝分型

分型	主要技术与装置	功能和临床应用
Ⅰ型〔非生物型（NBAL）〕	血浆置换（PE）、血浆灌流（PP）、胆红素吸附（BA）、血液滤过（HF）、血液透析（HD）等；主要有李氏非生物型人工肝（Li-NBAL）、分子吸附再循环系统（MARS）、普罗米修斯系统等	以清除毒性物质为主，其中PE还可补充生物活性物质；临床应用广泛
Ⅱ型〔生物型（BAL）〕	以体外培养的外源性肝细胞为基础构建体外生物反应装置；主要有李氏生物型人工肝（Li-BAL）系统等	具有肝脏特异性解毒、生物合成及转化功能；临床试验阶段
Ⅲ型〔混合型（HAL）〕	Ⅰ型与Ⅱ型结合应用；主要有李氏混合型人工肝（Li-HAL）系统等	兼具有Ⅰ型和Ⅱ型功能；临床试验阶段

目前临床应用主要为非生物型人工肝。

各种血液成分在人工肝中滤过情况如图6-2所示。

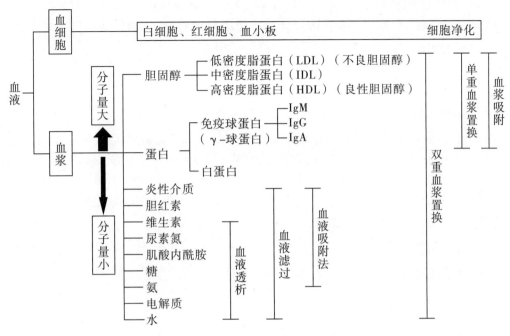

图6-2　各种血液成分在人工肝中滤过情况

（三）人工肝治疗的适应证

（1）以各种原因引起的肝衰竭早、中期，凝血酶原活动度（PTA）介于 20% ～ 40%，血小板计数（PLT）$>50\times10^9/L$ 为宜；晚期肝衰竭患者病情重、并发症多，应权衡利弊，慎重治疗。

（2）终末期肝病肝移植术前等待肝源、肝移植术后发生排异反应及肝移植无功能期患者。

（3）严重胆汁淤积性肝病经内科治疗效果欠佳者、各种原因引起的严重高胆红素血症。

（四）人工肝治疗禁忌证

（1）活动性出血或弥散性血管内凝血（DIC）患者。

（2）对治疗过程中所用血制品或药品（如血浆、肝素、鱼精蛋白等）严重过敏者。

（3）血流动力学不稳定者。

（4）心脑血管意外所致梗死非稳定期者。

（5）血管外溶血者。

（6）严重脓毒症者。

（五）治疗频次及血浆置换参数控制

（1）治疗频次：第一、第二周 2 ～ 5 次，以后每周 1 ～ 2 次，每例患者平均 3 ～ 5 次。

（2）血浆置换参数控制：血流速度控制在 80 ～ 120 mL/min，血浆分离速度根据红细胞比容控制在血流速度的 20% ～ 25%，跨膜压≤50 mmHg，吸附器入口压（二次膜压）≤150 mmHg。

（六）疗效评估

1. 近期疗效

（1）治疗后有效率包括：①肝性脑病级别降低；②消化道症状改善；③血清胆红素降低；④PTA 或 INR 改善；⑤终末期肝病模型（MELD）评分下降；⑥其他实验室指标，如血氨、内毒素等下降。

（2）治疗后 4 周好转率包括：①肝性脑病减轻；②消化道症状显著改善；③PTA 稳定在 30% 以上；④血清胆红素降低。

2. 远期疗效

远期疗效包括治疗后 12 周、24 周及 48 周生存率。

（七）并发症防治

1. 出血

（1）置管处出血：压迫止血，严重者扩容止血，必要时拔除置管。

（2）消化道出血：抑酸、扩容、止血，停止治疗采取内科综合措施。

（3）其他部位出血：以颅内出血最为严重，请相关科室协助处理。

2. 凝血

（1）血浆分离器、灌流器凝血：等渗生理盐水溶液冲洗，加大肝素用量，必要时更换设备。

（2）静脉留置管凝血：调整肝素用量，必要时重置静脉导管。

（3）留置管深静脉血栓形成：少量附壁血栓时休息、抬高患肢；严重者拔除静脉导管，有肺栓塞者请血管外科协助处理。

3. 低血压

治疗前应纠正低血压，如有意外酌情予扩容、升压等对症处理。

4. 继发感染

送检培养及药敏，并先行经验性抗菌治疗。

5. 过敏反应

以血浆过敏常见，立即停止人工肝治疗，积极进行抗过敏治疗。

6. 失衡综合征

明确诊断，必要时停止治疗，并采取相应治疗措施。

7. 高枸橼酸盐血症

可尽早补充钙剂。

（八）常用抗凝方法

1. 肝素抗凝

（1）适应证：适用于无明确活动性出血或出血风险低，或血液呈高凝状态的患者。

（2）禁忌证：对于既往存在肝素过敏史、既往诊断过肝素诱发的血小板减少症（HIT）、目前存在明确活动性出血的患者，不推荐应用肝素抗凝。

（3）低分子肝素抗凝法：60 ～ 80 U/kg 静脉注射，根据凝血功能适当调整剂量，进行血浆置换（PE）或双重血浆分子吸附系统（DPMAS）时，无须给予维持剂量。

（4）体外肝素抗凝法：动脉端连续泵入肝素，静脉端使用鱼精蛋白中和，使血液在体外通路中保持肝素化状态。

（5）无肝素抗凝法：需要进行 PE，PTA < 20% 且无肝素类药物禁忌的患者，可选择该抗凝方式，治疗前使用肝素生理盐水充分预冲，治疗过程中定期使用生理盐水冲管。

（6）肝素抗凝监测指标理想状态：活化部分凝血活酶时间（APTT）维持于治疗前的 1.5 ～ 2.5 倍，治疗结束后 APTT 基本恢复治疗前水平。

2. 枸橼酸抗凝（RCA）

（1）适应证：对于凝血功能已经明显异常的肝衰竭患者，特别是存在明确活动性出血，或肝素和低分子肝素使用禁忌的患者，RCA 是人工肝治疗可选的重要抗凝方式。

（2）禁忌证：严重低氧血症［血氧分压（PO_2）< 60 mmHg］、组织灌注差（血压 < 90/60 mmHg）、肝功能异常（TB > 2 ULN）。

（3）用法：引血端泵入枸橼酸钠，进行体外抗凝；回血端泵入葡萄糖酸钙，恢复体内凝血功能。

（4）监测：体外，离子钙 0.2 ～ 0.4 mmol/L（有效）；体内，离子钙 1.0 ～ 1.2 mmol/L（安全）。

（5）并发症：枸橼酸蓄积［总钙增高，离子钙不变或降低，严重时阴离子间隙（AG）增高的代谢性酸中毒］、代谢性碱中毒（1 mmol 枸橼酸根产生 3 mmol HCO_3^-）、低钙血症（补钙不足，或枸橼酸蓄积）、高钙血症、高钠血症。总钙离子/离子钙比值与血枸橼酸水平有良好的相关性，总钙离子/离子钙 ≥ 2.5 提示枸橼酸蓄积。

十一、超声引导肝癌消融治疗流程

（一）术前准备（术前第一天）

（1）手术申请：在 HIS 系统上申请。

（2）病历准备：大病历、术前病例讨论、术前小结、术前查房。

（3）手术医嘱：临时医嘱。临时医嘱套见表 6 - 8。

表 6 - 8   手术临时医嘱套

接通知送患者到手术室（备注：明日第一台早晨 7: 30 送；或备注：明日接台手术，等手术室通知后送）

术前禁食禁水（术前晚上 10: 00 以后）

备皮

术中导尿（年老患者，预计手术时间长患者）

病理申请表（初次治疗患者，打印出来放到病历中）

交叉配血（出血风险大的患者，如凝血时间明显延长、血小板明显低、肝硬化明显、肝功能差等患者）

提交输血申请，术中备血（红细胞 4 U、新鲜冰冻血浆 400 mL、冷沉淀 10 U、手工采血小板 12 U 等），申请单术前一天给护士交输血科（提前电话联系输血科）

（二）术前准备（手术当天）

1. 进入手术室资料（必须确认备齐，否则手术室退回）

进入手术室资料包括：病历资料，手术同意书（超声科与患者签名），手术安全核查表，手术护士交班记录表，临时医嘱打印（含手术申请及送患者至手术室医嘱页），检验单打印（全部术前验单，必备：术前筛查八项、血型、凝血功能、生化），胸片、心电图结果打印（如结果未回需自己打印出来放到病历中），患者体表标记（在患者右上腹肋间标记，油笔画"×"），病理申请单（非必须，根据患者情况），授权委托书（患者及其家属签名）。

2. 注意事项

（1）术前禁食禁水：术前晚上 10: 00 开始。

（2）送患者时间：如果是第一台手术，需要早上 7: 30 送患者到手术室；如为接台手术，请在病房等手术室通知。

（3）术前补液：手术当日术前补液，慢滴，维持，如等待时间过长，可适量增加补液量。

（4）如果患者有糖尿病，请在糖盐水中加入相应胰岛素，具体按糖尿病治疗常规。如果患者有高血压，手术当日可以一小口水服用降压药。抗病毒药也可以一小口水送服。

（5）如需活检或穿刺活检须开病理申请医嘱（并打印申请单）。

（6）术前视患者情况决定是否应用抗生素。

（7）在患者体表使用标记笔打叉标注手术位置。

（8）手术当中是否需要输注血液制品，如红细胞、新鲜冰冻血浆、冷沉淀、血小板等，根据病情进行评估。请患者的管床医生与患者签署输血同意书，提前开医嘱（填写"交叉配血及送输血申请单"，用途写"手术必须"，时间为手术当日时间）。

（9）授权委托书（患者及其家属签名）：常规签署，尤其对于年老或者高风险患者，以备术中特殊情况可及时处理。

（10）送患者进手术室前嘱咐患者不要携带贵重物品，假牙、饰物、手机等提前保管好，换病号服、避免穿内衣以方便手术消毒。

（11）患者左侧肘部浅静脉常规放置留置针（不要用小黄针，尽量用蓝针或粉针）。

（三）术中消融

（1）消融流程：①送患者进入手术室。②插管全麻。③消融治疗。④复苏拔管。⑤接患者回病房：接手术室通知接回。

（2）手术时长：根据手术难度有差异。

（四）术后处理

1. 长期医嘱

术后长期医嘱套见表6–9。

表6–9 术后长期医嘱套

按术后常规护理
Ⅰ级护理
禁食（至第二天早查房）
心电监测
指脉氧监测
低流量给氧
停留腹腔引流管接袋记量（有引流管时）
引流管引流（有引流管时）
停留尿管接袋记量（有尿管时）
留置导尿（有尿管时）
抑酸护胃（如奥美拉唑等）
护肝补液
输糖盐水（依情况添加氯化钾、胰岛素或其他）
抗生素使用（根据消融实际情况决定）
基础疾病治疗（降压、胰岛素控制血糖等）

2. 临时医嘱

术后临时医嘱套见表6–10。

表6–10 术后临时医嘱套

对症处理（发热、疼痛等）
术后急查：血常规、肝功十七项、生化八项、凝血功能
第二天早上查：血常规、肝功十七项、生化八项、凝血四项

3. 注意事项

（1）生命体征心电监测（术后当日至术后第一天早上查房后进行，若患者无特殊，可于术后第一天查房后停止监测）。

（2）进食视情况而定，常规术后第一天可进流质饮食，可疑胃肠道损伤患者暂时禁食。

（3）管道护理：根据病情，尽早拔除尿管及引流管。

4. 用药

（1）护肝：按感染科常规。

（2）抑酸（用 PPI）。

（3）视情况使用抗生素（具体与超声介入医生沟通），并对症（如发热、疼痛等）处理。

（4）注意患者电解质变化：如根据血钾情况，及时补钾。

（5）如果有提示需要加压穿刺点的，用沙袋局部加压处理，加用腹带固定，并定时观察穿刺点情况。

（6）如有特殊情况，如疼痛加重或者高烧不退等，可随时联系超声介入医生。

（五）术后随访

1. 围手术期检查

术后当天抽血查血常规、肝功能、生化、凝血功能；术后第一天复查血常规、肝功能、生化及凝血功能。术后第一天超声检查彩超胸腔积液、彩超腹水（送单前电话联系超声科）。

2. 出院后复查

术后 1 个月复查增强 MRI 或 CT、超声造影，抽血按肝炎＋肿瘤标志物检查方案实施：血常规、肝功能、生化、凝血、肝炎相关、AFP 等。之后每 2 ～ 3 个月复查 1 次影像及上述血液检查项目。

（六）病案管理

病程记录如下：

（1）术前一天：副教授以上职称医生查房，术前病例讨论，术前小结。

（2）手术记录：超声科手术医生填写并签名（手术当日，术者或者一助写）。

（3）术后首程：超声科手术医生填写并签名（手术当日，术者或者一助写）。

（4）术后查房连写 3 天。

十二、病故办理流程

（一）《居民死亡医学证明（推断）书》签发流程

《居民死亡医学证明（推断）书》签发流程如图6-3所示。

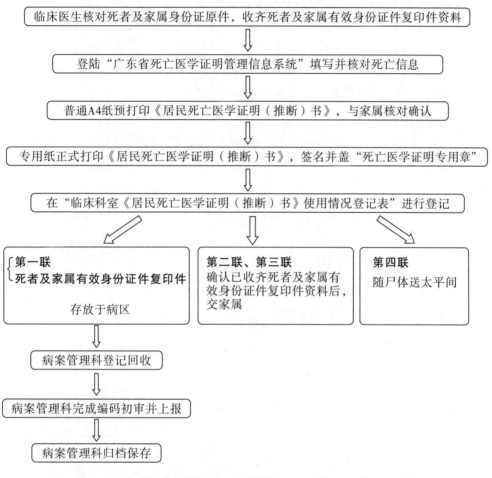

图6-3　中山大学附属第三医院《居民死亡医学证明（推断）书》
签发流程（2020年8月1日起实施）

（二）广东省死亡医学证明管理信息系统

广东省死亡医学证明管理信息系统的网址为：①https://syfw.gdhealth.net.cn/pdc.
②https://syfw.gdhealth.net.cn/cas.

（三）广州市医疗机构报丧接运直报子系统

（1）作用：医院在电脑端向殡仪馆报丧接运遗体，对遗体实行闭环信息化管理。

开出《居民死亡医学证明（推断）书》后，通过系统向殡仪馆报丧接运遗体的业务操作。

（2）登录：登录政务外网 http://121.8.227.184:8080/a/Login.

（四）院内离世患者遗体处置流程

遗体处置流程指引如图6-4所示。

（1）科室/病区当班护士致电广州市殡葬服务中心（市殡仪馆）报丧。

（2）报送信息：逝者姓名、性别、年龄、体重、死亡证号、死亡时间、死亡原因、死亡医院、防腐时间，家属姓名、与逝者关系、联系方式、家庭住址，以及其他有关信息。

（3）科室及市殡仪馆双方复核上述信息是否准确。

（4）市殡仪馆安排人员跟医院太平间联络，到医院太平间接运遗体。

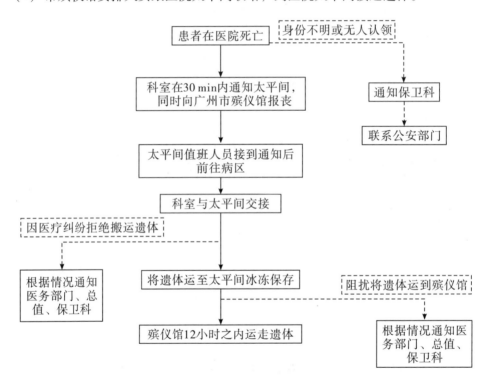

图6-4 遗体处置流程指引

（五）存病案室资料

以下资料一定要及时交到病案室：①《居民死亡医学证明（推断）书》第一联；②死者和家属有效身份证件复印件；③预打印纸（需要家属签字）。

（六）《居民死亡医学证明（推断）书》遗失

各临床科室必须妥善保管好《居民死亡医学证明（推断）书》，包括作废的《居民死亡医学证明（推断）书》。如有遗失，必须在广州公开发行的主流媒体（如广州日报）上发布遗失作废声明。

十三、值班注意事项

（1）值班当日首先在护士站白板上留好个人电话并保持通畅，交接班内容要书写在交接班记录中，做好书面交接班工作。

（2）上午及下午自行查房一次，每晚 8:00 上级夜查房。

（3）值班期间新收患者（包括临下班前未处理的新入患者）均要亲自到床边查看、询问病史、开出医嘱、书写入院记录及首次病程记录。注意：中午短期时段值班可不书写入院记录及首次病程记录，但要与下午接班主管组医生做好交接。

（4）值班期间有患者出现任何情况，均需床边查看并及时处理，不得拖延。如遇危重或不确定情况，及时告知与请示当日值班住院总。

（5）私自换班或者遇突发情况不能准点到岗/早退，需及时告知当日值班住院总。

十四、抢救

（1）对出现病情变化的患者及时发出并签署"病重/危通知书"，规范书写，医患双方签字并填写签署时间（具体到分钟）。非自己主管患者一定再次查看落实是否已签署"病重/危通知书""输血同意书"等重要医疗文书。

（2）开抢救医嘱，抢救完成后 6 h 内及时书写抢救记录，包括病情变化情况、抢救时间（具体到分钟）、抢救措施、参加抢救人员姓名及专业技术职称等。以上记录应由现场级别最高的医师主持，主持抢救医师审核并签字。

（3）记录及补开床边口头医嘱，落实上级医生指示的各项医嘱。

（4）如遇电子系统出现危急值报告，根据患者病情分析和评估，及时采取相应诊治措施，并在病程记录中新建"危急值报告处理记录"。

（5）常用抢救药物及用法见表 6-11。

表6-11　常用抢救药物配用方法

药名	配法	输注速度	备注
硝酸甘油	15 mg + NS 至 50 mL	2 mL/h 起（2～40 mL/h）	起始量相当于 10 μg/min，推荐剂量 10～200 μg/min
	15 mg + NS 至 100 mL	4 mL/h 起（4～80 mL/h）	
	15 mg + NS 至 250 mL	10 mL/h 起（10～200 mL/h）	
硝普钠	50 mg + NS 至 50 mL	1.5～9 mL/h（50 kg）	0.5～3 μg/（kg·min）
	50 mg + NS 至 100 mL	3～18 mL/h（50 kg）	
	50 mg + NS 至 250 mL	7.5～45 mL/h（50 kg）	
多巴胺/多巴酚丁胺	（公斤体重×3）mg + NS 至 50 mL	2 mL/h 起 [1 mL/h = 1.0 μg/（kg·min）]	0.5～2 μg/（kg·min）
	（公斤体重×3）mg + NS 至 100 mL	4 mL/h 起 [2 mL/h = 1.0 μg/（kg·min）]	
	（公斤体重×3）mg + NS 至 250 mL	10 mL/h 起 [5 mL/h = 1.0 μg/（kg·min）]	
乌拉地尔（亚宁定）	50 mg + NS 至 50 mL	6～24 mL/h	脑出血可用（快降 1 mg/min iv，维持 9 mg/h）
	50 mg + NS 至 100 mL	12～48 mL/h	
	50 mg + NS 至 250 mL	30～120 mL/h	
去甲肾上腺素	（公斤体重×0.3）mg + NS 至 50 mL	1 mL/h 起 [1 mL/h = 0.1 μg/（kg·min）]	常用剂量为 0.1～2 μg/（kg·min），起始剂量为 0.1 μg/（kg·min）（应经中心静脉使用去甲肾上腺素）
	（公斤体重×0.3）mg + NS 至 100 mL	2 mL/h 起 [2 mL/h = 0.1 μg/（kg·min）]	
	（公斤体重×0.3）mg + NS 至 250 mL	5 mL/h 起 [5 mL/h = 0.1 μg/（kg·min）]	
垂体后叶素	垂体后叶素 60 U + NS 至 50 mL	10～20 mL/h（消化道出血）	消化道出血常用剂量 0.2～0.4 U/min（12～24 U/h），咯血常用剂量 0.1 U/min（6 U/h）
		5 mL/h（咯血）	
	垂体后叶素 60 U + NS 至 100 mL	20～40 mL/h（消化道出血）	
		10 mL/h（咯血）	
	垂体后叶素 60 U + NS 至 250 mL	50～100 mL/h（消化道出血）	
		25 mL/h（咯血）	
咪达唑仑	50 mg + NS 至 50 mL	2.5～7.5 mL/h	用于镇静，2～5 mL 推注，q5min～q15min，直至躁动得以控制，然后以 2.5 mL/h 的速度开始泵注，每15 min 以 2.5 mL/h 的速度调整剂量，直至达到镇静目标

续表 6–11

药名	配法	输注速度	备注
异丙肾上腺素	（公斤体重 × 0.03）mg + 5% GS 至 50 mL	1 mL/h 起	1 mL/h = 0.01 μg/（kg·min），起始剂量 0.01 μg/（kg·min），以目标心率为终点
	（公斤体重 × 0.03）mg + 5% GS 至 100 mL	2 mL/h 起	
	（公斤体重 × 0.03）mg + 5% GS 至 250 mL	5 mL/h 起	
心律平	70 mg + 5% GS 至 50 mL iv（10 min），密切观察心率及心律，室性心动过速或室上性心动过速转复后立即停止注射。必要时 20 min 后可重复，总量不超过 210 mg		
胺碘酮	负荷量 150 mg + 5% GS 40 mL iv（大于 10 min），心室颤动或无脉性室性心动过速 300 mg iv；维持量 300 mg + 5% GS 100 mL ivdrip 20 mL/h（6 h 后改为 10 mL/h）		
利多卡因	50～100 mg + 5% GS 40 mL 缓慢 iv，20 min 后如需要可重复 iv 50 mg，总量不超过 300 mg，见效后用 500 mg + 5% GS 500 mL，60～180 mL/h 维持		

十五、病案首页填写注意事项

（1）真实、客观地填写患者基本信息，如家庭住址、户口所在地、工作信息、配偶信息等（大部分内容均在入院登记表有填写，请参照）。

（2）入院时间是指患者实际入病房的接诊时间，出院时间是指患者治疗结束或终止治疗离开病房的时间（24 h 出入院患者一定要把控好出入院时间，如超过 24 h，需补充大病历、首次病程、查房记录及出院记录等）。死亡患者的死亡时间应当精确到分钟，一般以最后一次直线心电图时间为准。

（3）入院途径：如果患者在其他医院门诊就诊或者住院治疗过，入院途径选择"3. 其他医疗机构转入"；如果长期在我院门诊随访，经门诊途径入院则选择"2. 门诊"；经急诊途径入院则选择"1. 急诊"。

（4）出院诊断：包括主要诊断和其他诊断（并发症和合并症）。主要诊断一般是选择本次住院消耗医疗资源最多、住院时间最长的诊断，其他诊断则尽量把住院期间所有诊断都写上。请不要忘记每项诊断后面入院病情的勾选。

（5）病例分型：只要住院期间有告病重，一律选择"D 危重"；如果没有告病重，住院期间有进行疑难病例讨论或者感染及肝癌多学科会诊（MDT），则选择"C 疑难"；如果既没有告病重也没有进行病例讨论，患者经急诊入院，选择"B 急"；患者经门诊入院，选择"A 一般"。

（6）临床路径：按照实际入径情况填写"是"或"否"。

（7）损伤、中毒的外部原因：不要空着，没有就填"无"。

（8）病理诊断：包含穿刺/手术的组织病理，胃肠镜取材活检、腹水的病理，如有上述情况，病理单回报了，就按病理单填写病理诊断；如病理报告未回报，请空置，后期报告出来手写补充。如果无上述情况，请填写"无"。

（9）病理号：凡做了组织学病理的均有病理号，报告未回报者也有病理号，请在病理查询系统查找。如果没有做病理，病理号栏填写"无"。

（10）诊断符合情况：门诊与出院，一般都选"1. 符合"。

（11）临床与病理：未做就选"0. 未做"，与临床诊断相符合就选"1. 符合"，与临床诊断不符合就选"2. 不符合"，对于不确定的就选"3. 不肯定"。

（12）药物过敏：如果既往没有过敏史，住院期间也没有出现过敏情况，请选择"1. 无"，过敏药物栏写"无"。如果明确既往有过敏或者住院期间出现过敏（包括血浆过敏），请填写"2. 有"，过敏药物栏写上相应的药物名称或者血浆。如果住院期间发生过敏现象，不明确是何种药物导致过敏的，可以在过敏药物栏填写可疑药物。

（13）科主任栏填写病区主任名字；主任（副主任）医师栏填写各治疗组教授名字；主治医师栏填写治疗组主治医师名字；住院医师如非本院医生，则在该栏填写相应治疗组主治医师名字，同时将自己的名字写在住院医师名字后面。

（14）病案质量：均选择"1. 甲"。

（15）手术及操作日期：一定要核对手术记录及操作记录日期并准确填写。

（16）手术及操作名称：各种组织活检（肝穿刺活检/皮肤活检/淋巴结活检等）、腹腔穿刺置管术、胸腔穿刺置管术、骨髓穿刺/活检术、腰椎穿刺术、人工肝血浆置换术（胆红素吸附＋血浆置换术）、颈内静脉穿刺置管术（注明左侧/右侧）、股静脉穿刺置管术（注明左侧/右侧）、经外周静脉穿刺中心静脉插管术（PICC）、气管插管、电子纤维胃镜/肠镜检查（胃镜下/肠镜下息肉切除）、胃镜下食管静脉套扎术/胃底曲张静脉组织胶注射术、射频消融术、介入手术（具体手术方式参见手术记录）等。

（17）手术级别：一般的穿刺（无切口）的手术均为一级。有切口的手术可以咨询手术医师或者查阅手术分级目录。

（18）术者及助手：根据手术或者操作记录填写。

（19）切口/愈合：对于穿刺无切口的操作，选择"0/甲"。

（20）择期：非抢救/紧急手术及操作，均选择"是"。

（21）麻醉方式：请参照手术记录及操作记录，对于胃肠镜多数使用静脉麻醉。若麻醉医师签名较难辨认，可以查询麻醉科签字宝典，或致电胃镜室/手术室询问当日手术麻醉医师。

（22）离院方式，优先填写"2""3"（用于统计"下转患者人数"）："1. 医嘱离院：达到出院标准。2. 医嘱转院：未达到出院标准，转其他医院继续住院治疗。需填写拟接收医疗机构名称。3. 医嘱转社区卫生医疗服务机构/乡镇卫生院：未达到出院标准，转社区卫生医疗服务机构/乡镇卫生院继续住院治疗。需填写拟接受医疗机构名称。4. 非医嘱离院：未达到出院标准，患者未按照医嘱要求而自动离院。5. 死亡。9. 其他：指除上述出院去向之外的其他情况。"

（23）是否有31天再住院计划：指患者本次住院出院后31天内是否有诊疗需要的再住院安排。如果有再住院计划，则需要填写目的。（影响非计划重返率）

（24）肿瘤患者在本次住院期间进行了治疗，要填写TNM分期，如果是首次诊断，即使未治疗，也要填写TNM分期。

中山三院住院病案首页如图6-5所示。

住 院 病 案 首 页

医疗付费方式：□

健康卡号：_____　　　第　　次住院　　　登记号：_____　　　　　病案号：_____

姓名 _____ 性别 □ 1.男 2.女　出生日期____年__月__日　年龄_____(Y/M/D)

国籍_____　民族_____　新生儿出生体重_____克　　新生儿入院体重_____克

出生地_____省_____市_____县(区) 籍贯_____省(区.市)_____市

身份证号_____

现住址　　省____市____县(区)

> **现住址：体现医院辐射能力**
> 现住址：居住半年以上的地址（不要填短暂居住的地址，需具体到门牌号，建议在病人住院期间就填写，有疑问及时核实）

户口地址_____省____市____县(

工作单位及地址_____

联系人姓名_____ 关系_____ 地址_____ 电话_____

入院途径 □ 1.急诊 2.门诊 3.其他医疗机构转入 9.其他

入院时间____年__月__日__时　　入院科别____

转科 1.____年__月__日__时转____科 2.____年__月__日__时

> **入院途径：体现医院辐射能力**
> 急诊入院选1，门诊入院选2，有其他医院或社区卫生院检查后诊治存在困难转诊我院都应该**优先选**3（只要在现病史中有外院资料可优先选择3）

出院时间____年__月__日__时　　出院科别____

门（急）诊诊断_____　　　　　疾病编码____

出院诊断	疾病编码	入院病情			
		有	临床未确定	情况不明	无

主要诊断：

其他诊断：

> **出院诊断：体现医院诊治能力、医保付费、计算低风险组病例死亡率**
> 诊断要求完整：主要诊断+并发症+合并症
> 　　　　　　有使用抗生素的病例（除明确有预防指征的）需要有相应的感染诊断（部位±菌）

> 有：入院时就已明确；临床未确定：入院时临床未确定或为可疑诊断；情况不明：入院时情况不明(新发现)，如B超发现囊肿；无：在住院期间新发生的，如院感。

> **病例分型：体现医院诊治能力（提高疑难危重 CD 型比例）**
> 普通病例选择 A；急诊入院选择 B；病程记录中有疑难病例讨论的选择 C，容易遗漏；有抢救记录或告病重的选择 D；同时符合多项的，**按高一级别计算**。

> **临床路径**：符合条件的均需入径

> **抢救**：急、危重患者的连续性抢救，使其病情得到缓解，按一次抢救成功计算。
> 经抢救的病人，病情稳定24小时以上再次出现危急情况需要抢救，按第二次抢救计。
> 慢性消耗性疾病患者的临终前

病例分型□ A一般 B急 C疑难 D危重　　**临床路径病例**□ 1.是 2.否　　**抢救**____次 **成功**____次

损伤、中毒的外部原因　如无损伤，填写"无"　　　　　　　　疾病编码____

病理诊断：有行病理检查者**出院时结果未回的填"空格"**，结果回复后及时在电脑上填写并到病案**空手写**

　　　　未行病理检查填"**无**" 病号**在送检后（不用等结果）即可在病理查询系统中查到** /无 疾病编码__

诊断符合情况　门诊与出院 □　　临床与病理 □　　0.未做 1.符合 2.不符合 3.不肯定
药物过敏 □1.无 2.有，过敏药物：_如无过敏，填写"**未发现**"_　　死亡患者尸检 □ 1.是 2.否
血型 □ 1.A 2.B 3.○ 4.AB 5.不详 6.未查　Rh □ 1.阴 2.阳 3.不详 4.未查

科主任/主任（副主任）医师_____　　主治医师_____　　住院医师_____

责任护士_____ 进修医师_____ 实习医师_____ 编码员_____

病案质量 □ 1.甲 2.乙 3.丙 质控医师_____ 质控护士_____ 质控日期____年__月__日

手术及 操作日期	手术及 操作名称	手术 级别	手术及操作医师			切口 /愈合 0/甲	择期 手术	麻醉 方式	麻醉 医师	手术及 操作编码
			术者	Ⅰ助	Ⅱ助					

填写完整（先填主诊断相关操作）

包含各种组织活检（肝穿刺活检/皮肤活检/淋巴结活检/骨髓穿刺活检等）；穿刺和置管（腹腔穿刺置管术、胸腔穿刺置管术、腰椎穿刺术、深静脉穿刺置管、PICC 经外周静脉穿刺中心静脉插管术）；人工肝血浆置换术（胆红素吸附+血浆置换术）；气

手术级别

1.射频消融、TACE、TIPS 等手术为三级手术，三级手术需要有术前小结、术前病例讨论和术后 3 天病程记录；

2.肝穿刺二级、四大穿刺等操作选择一级；

3.有切口的手术可以咨询手术医师或者查阅手术分级目录。

切口/愈合

我科大部分操作，如肝穿刺、腹腔穿刺等，为 0 类切口，愈合等级请填写"其他"。

麻醉

仔细核实麻醉方式和麻醉医师名称，不要错填手术医生名称。

离院方式 □ 1. 医嘱离院　2. 医嘱转院，拟接收医疗机构名称：**尽量选 2，可填写患者当地医院名称**

3.医嘱转社区卫生服务机构/乡镇卫生院，拟接收医疗机构名称：_____4.非医嘱离院5.死亡9.其他

是否有出院 31 天内再住院计划 □ 1.无　2.有，目的：_____

体现医院双向转诊开展情况

1.医嘱离院：普通今日出院患者选择 1；

2.医嘱转院：如天河院区转中山大学岭南医院行肝脏移植手术者选择 2；

3.医嘱转社区卫生服务机构/乡镇卫生院：选择 3；

4.非医嘱离院：签署自动出院知情同意书选择 4。

31 天内再住院计划关乎**出院后 31 天内再住院重返类指标**的计算

如有二次套扎、复查腰穿、抗肿瘤药物治疗等需要 31 天内再住院者，均应该选择 2 有，尽可能减少出院后 31 天内非计划再住院的比例。

3										
4										

肿瘤专科病人治疗记录表：

肿瘤分期类型□ 1.P 病理　2.C临床　T □ 0/ 1/ 2/ 3/ 4　　N □0/ 1/ 2/ 3　　M□ 0/ 1　分期

Ⅰ.放疗　方式：□1 根治性 2 姑息性 3 辅助性　程式：□1 连续 2 间断 3 分段　装置：□1 钴 2 直加 3 X 线 4 后装

1. 原发灶(首次、复次)剂量：	CY/	次/	天/	起止日期：	年 月 至 年 月 日
2. 区域淋巴结(首次、复次)剂量：	CY/	次/	天/	起止日期：	年 月 至 年 月 日
3. 转移灶剂量：	CY/	次/	天/	起止日期：	年 月 至 年 月 日

Ⅱ.化疗　方式：□1 根治性 2 姑息性　3 新辅助性　4 辅助性　5 新药试用　6 其他

方法：□1 全化 2 动脉插管 3 胸腔注　4 腹腔注　5 髓注　6 其他

日　　期	药物名称(剂量)	疗程	疗效(消失、显效、稳定、进展、未定)
1.			CR、PR、SD、PD、NA
2.			CR、PR、SD、PD、NA
3.			CR、PR、SD、PD、NA

图 6-5　中山三院住院病案首页

—— 第七章 ——

感染 ICU

一、感染 ICU 基本情况

中山三院感染 ICU 是国家临床重点专科、广东省重点专科，是中山三院感染科发展史上的一次重大飞跃，填补了该科在传染病重症救治硬件上的空白，亦是响应了国家构建"平疫结合"传染病防控体系的需求。

该感染 ICU 与负压病房位于同一楼层，病区设置"三区两通道"，ICU 内设独立高级别空气净化系统（30 万级），符合收治呼吸道传染病患者要求。

二、日常工作制度

（一）常规工作安排

（1）早交班前：主管医生进入 ICU，查看主管患者情况，并向值班医生了解夜间情况，回顾前日护理记录。

（2）早交班：夜班值班护士和医生汇报患者情况。

（3）早查房：早交班后，ICU 全体医生在医生办查房，主管医生汇报主管患者的病情及处理情况，主治医师及教授检查病案书写、医嘱及检验检查结果，针对问题提出解决方案，带领住院医师临床查看患者。

（4）处理医嘱：没有新收患者的情况下，新更改医嘱应在上午 11：00 前处理完毕，确保护士能及时领药、操作。需要即刻执行的医嘱，开好后还得口头告知电脑护士。

（5）教学活动：每周二上午 10：00 为病区病例讨论时间，在医生办公室举行，要求全体人员参加，住培生可扫码签到。每周五早交班后安排住培生学习分享，由学生分享学科最新进展或文献。

（6）非值班人员，中午 12：00 向值班医生交班后可午休，下午 2：30 准时回病房工作，下午需进入 ICU 查看患者体征、出入量等情况至少 1 次。当日值班医生，下午 2：30—5：30 夜前休。

（7）晚交班：下午 5：30，主管医生书写好交班记录本，并向值班医生介绍患者白天病情，交代晚班注意事项。值班医生如无特殊，不得离开 ICU，随身携带值班手机，并且不要调为静音。

（二）着装和院感防控

（1）在办公室需戴外科口罩，穿白大褂并佩戴胸牌。进入 ICU 需换清洁拖鞋或套一次性鞋套。如需做喷溅操作（如纤维支气管镜、胃镜、动静脉置管），主操作应穿一次性隔离衣，必要时戴 N95 口罩及防护面屏。女士披肩发需盘起。在示教室、值班房等生活区脱去白大褂、隔离衣。

（2）严格按院感防控要求落实手卫生"五个时刻"：接触患者前后，清洁操作前后，进入 ICU 病房后，即"两前三后"。ICU 每个房间都配有洗手池、擦手纸。如佩戴手套查体，完毕后不能戴着手套再接触其他物件，必须先摘手套、进行手消毒。

（3）每个房间的查体工具（听诊器、手电筒）专人专用，检查完用快速消毒凝胶擦拭后放回原处，切忌带出房间。心电图机、彩超机、除颤仪、纤维支气管镜等公用设备，同样容易引起院感，使用后务必用酒精或氯己定湿巾擦拭屏幕、探头等。

（4）若接触患者体液或手沾有污渍，应先彻底洗手 1 min，再用快速消毒凝胶消毒。

（5）床旁进行喷溅操作时，同房间工作人员均需佩戴口罩，操作助手也应洗手和进行手消毒。

（6）一旦患者标本确定发现多重耐药菌，长期医嘱立即开"特殊疾病护理（备注多重耐药菌）"及"床边隔离"，并报告上级，上报到院感系统。

（三）病历书写要点

1. ICU 入院记录专科体格检查内容

（1）体温、脉搏、呼吸、指脉氧、血压［以 ×× 升压药 ×× μg/（kg·min）维持］。

（2）气管插管接呼吸机辅助通气［呼吸机 ×× 模式、FiO_2% 、同步频率 ×× 次/分、支持压力 ×× cmH_2O、呼气末正压（PEEP）×× cmH_2O］。镇静镇痛状态，神志 ×××。身上各个管路（胃管、尿管、深静脉导管等）是否在位。

2. 下入院/出院诊断的原则

（1）将与入院主诉相符的最严重疾病放在第一位（主要诊断），如重症肺炎、脓毒性休克、急性肝衰竭、败血症等。如果病因可以分得更细，主要诊断要下得更具体，如金黄色葡萄球菌败血症、酒精性肝衰竭等。

（2）与入院主诉无关，特别是入院后才出现的院内感染或手术并发症，如呼吸机相关肺炎、导管相关血流感染，不应该作为出院主要诊断。

（3）与病案质量和医保报销相关，一定不能遗漏的"其他诊断"包括：各部位的感染（住院期间肯定曾使用抗菌药）、急性呼吸窘迫综合征、弥散性血管内凝血、急性心力衰竭、消化道出血、低蛋白血症。

3. 病历书写注意事项

（1）上级查房，工作日每天至少 1 次。周末和假日，按上级加班情况，书写上级查房或日常病程皆可。副主任医师每周至少查房 1 次，主治医师每周至少查房 2 次，副主任医师代主治医师查房也可以。患者转入 ICU 头 3 天，副主任医师及主治医师都至少查房 1 次。

（2）患者转入 ICU 后，常规书写 1 次抢救记录。时间在首程/转入记录后，抢救人员应包括本科室在职医师。记得同时开具抢救医嘱。

（3）抢救记录书写时间窗为抢救结束后 6 h 内。由于医嘱系统中每个自然日同一人只能开 1 条抢救医嘱，为了让医嘱数量和抢救数量匹配，一天抢救多次的情况，可以几次内容合并成一个抢救记录。

（4）抢救记录不能作为最后一个病程，最后的病程应该是上级查房意见或日常病程，记录患者出院的原因。

（5）危急值记录书写时间窗为接到报告半小时内。记录开头应为"××时××分接××科报告"。

4. 首页填写注意事项

（1）入院途径都选"其他医疗机构转入"。

（2）转科次数、出院时间要和病程、护理记录一致，系统自动抓取的数据可能会错。

（3）出院诊断右边的"入院病情"要选对："有"表示入院时就存在；"临床未确定"表示入院时推测存在；"情况不明"表示入院时不知道；"无"表示院内发生的并发症（不能作为主要诊断）。

（4）病例分型都选"危重"。

（5）抢救次数要和医嘱次数一致，患者有生命体征即算抢救成功。

（6）手术及操作：不按日期排序，而是根据主诊断和手术分级排序，最高级应该放第一位，例如"重症肺炎——呼吸机治疗""肝衰竭——血浆置换/肝透析""脓毒血症——持续肾脏替代治疗"。

（7）离院方式：康复出院者，选"医嘱离院"；因病情或经济原因转诊其他医院，选"医嘱转院"（备注写清楚转哪家医院）。

（8）再住院计划：无论有无再住院计划都选"无"。

（四）新收患者程序

1. 入 ICU 前准备

建议主治医师或住院总医师前往转入科室会诊，并和患者家属协商后转科，同时确认床位已经准备好，重要器械/管路都准备就绪。

2. 交接

一定要求转入科室医生到场当面交班，并确保 HIS 系统已将患者转入，否则无法开抢救医嘱。另外，转入的纸质病案材料需妥善放在病历夹中。

3. 初诊

（1）确定患者气道（无论是否插管）顺畅，必要时将吸氧浓度调至100％，直至得到血气结果。

（2）检查末梢循环及全身留置管路情况，确定静脉通路是否顺畅。

（3）调整呼吸机或者血管活性药物参数后，在生命体征平稳前，医生至少15 min不离开床旁。

4. 家属签署常规一套知情同意书

（1）病案系统已存在模板："授权委托书""病重通知书""输血同意书""中心静脉置管同意书""动脉穿刺同意书""人工肝支持系统治疗同意书""持续肾脏替代治疗同意书""俯卧位通气同意书""纤维支气管镜检查同意书""无创辅助通气同意书""气管插管同意书""气管切开同意书""插胃管同意书""插尿管同意书""保护性约束同意书""医疗数据及剩余标本同意书"。

（2）另3份知情同意书"医保限制药品同意书""自费材料同意书""贵重材料同意书"不在病案系统模板中，通过工作电脑桌面→ICU同意书→必签文件夹找到，使用时需自行打印。

注意：不在病案系统模板中的同意书，没法进行电子签，主管医生必须手写患者信息和日期（住培医生也可以签），不要漏签。18岁以下或深昏迷者不需要签署《授权委托书》。委托人栏是患者签字（或按手印），代理人栏是家属签字，不要签反。

5. 评分

所有新入院患者需完成急性生理与慢性健康评分（APACHE Ⅱ评分），脓毒症患者需完成序贯器官衰竭评分（SOFA评分），昏迷患者需完成格拉斯哥昏迷评分，评分软件在电脑桌面。

（五）送患者外出检查（以机械通气患者为例）

（1）一般安排上班时间外送，至少由1名住培生、1名实习医生、1名输送人员以及家属共同护送。

（2）开具并打印检查申请单，填单时必须勾选"加急"。

（3）提前半天告知家属检查时间安排，家属到场后签署"转运风险同意书"。

（4）提前半小时停鼻饲，备气量充足的氧气瓶、呼吸球囊、抢救药物盒、转运呼吸机，电话通知输送推车床来接。

（5）车床到后，所有转运人员协助接转运呼吸机、调好参数并过床，过床时留意胃管、尿管、动脉置管应全部夹闭。除血管活性药外其他补液都不带，输液泵、监护仪有内置电源，可外带。患者整理好仪容。切记带上检查申请单。

（6）到达检查科室，主管医生把申请单交给预约前台登记，告知患者危重，要求加急安排。进入检查间后所有转运人员协助过床，留意患者体征是否正常和管路是否在位。

（7）如发生意外，及时电话通知病房增援。

（六）患者转同病区普通病房/转科/自动出院程序

1. 转同病区普通病房

（1）询问普通病房护士床位是否备好，确认转运时间，并提醒该患者需要准备的监护和治疗设备。

（2）电话告知家属当天可转床，患者在普通病房需要床旁陪护，尽快来院。

（3）开医嘱"转床"，备注床号。

（4）过床期间留意氧疗等设备是否正常运作。

（5）转出后和后续主管医生床边交班。病历系统书写"交/接班记录"。

2. 转科

（1）首先必须给接收科室发会诊邀请，完成会诊记录，接收科室表示同意后方可转科。

（2）电话接收科室护士站，询问对方床位是否准备好，确认转运时间，并提醒对方该患者需要准备的监护和治疗设备。

（3）电话告知家属当天可转科，患者在普通病房需要床旁陪护，要马上来院。患者自带的外院资料及时交还家属。签署"转运风险同意书"。

（4）开医嘱"转××科"，备注床号。通知过医嘱护士，退当日未打的补液。通知管床护士，整理未用完的物资/药物以带走。

（5）在病历系统书写"转科记录"。全部病案书写完成、上级审核、电子签并打印；长期医嘱/临时医嘱打印；住 ICU 期间检验/检查单打印；发血单全部粘贴好。

（6）拿车床，随同患者和家属转患者至接收科室病房，床旁交班并交付纸质病历。

3. 计划外临时出院

（1）值班上级医生与家属交代好病情后，签署"医患沟通记录""带管出院同意书"，阐明患方同意携带管路（胃管、尿管、气管插管、深静脉置管等）出院并知晓风险。患者自带的外院资料及时交还家属。

（2）由家属自行联系转运救护车，敲定转运时间。

（3）立即开"自动出院"医嘱，清除所有需关注医嘱，包括未做的检验/检查、未评价的会诊等，并在"受限制医保用药"框中勾选 ICU 期间用药是否报销。

（4）在病历系统书写"日常病程"或"上级查房"，记录出院经过。

（5）如果不是当日结算，建议由主管医生次日补写"出院记录"，避免诊断或住院经过错漏。

（七）患者死亡程序

具体可以参考"死亡证办理"章节。感染 ICU 特殊注意事项：如即将宣布患者死亡，告知家属准备患者本人及家属身份证原件＋复印件，以及供遗体料理的新衣服/鞋。

（八）工作小窍门

（1）一旦需要抢救，立即就位，不脱岗。

（2）值班手机微信可添加患者家属，用于通知其送日常用物，也可供家属视频探视患者（本 ICU 不设入内探视）。

（3）在医嘱录入界面依次选择医嘱模板→科室→感染科 ICU 医嘱模板→双击点开所需项目→勾选→审核，即开好医嘱。善用医嘱套，但不能完全依赖医嘱套。

（4）主动学习一些简单操作：吸痰、安装高流量氧疗仪、采集动脉血气。

（5）主管医生要养成看到一个会诊完成就立刻评价的习惯。操作流程：会诊→会诊处理→在已完成的会诊页面下方点击"评价"。会诊记录未评价，将影响办理转科、出院进度。

三、机械通气

（一）概述

机械通气包括无创通气（鼻罩、面罩等）和有创通气（气管内导管、气管切开），需注意根据病情正确选择。

1．机械通气适应证

（1）窒息。

（2）中重度急性呼吸窘迫综合征（ARDS）（氧合指数≤200 mmHg）。

（3）急性心源性肺水肿。

（4）慢性阻塞性肺疾病（COPD）等引起的高碳酸血症［动脉血二氧化碳分压（$PaCO_2$）＞50 mmHg］。

2．无创通气的优点

减少呼吸机相关肺炎、导管相关感染等并发症发生。

3．无创通气的禁忌证

（1）呼吸心搏骤停。

（2）昏迷、咳嗽反射差者，容易误吸或加重二氧化碳潴留。

（3）危及生命的肺外病变：重度脑病、上消化道大出血、顽固性休克等。

（4）大气道阻塞（肺癌、息肉）。

（5）面部或口腔损伤，容易造成漏气或压伤。

（6）近期胃肠吻合术或肠梗阻，无创通气（NIV）会加重肠胀气，甚至造成吻合口裂开。

（7）预期通气时长超过 72 h。

4．有创通气的指征

换言之，存在以上无创通气禁忌的急症，尤其是患者与无创呼吸机有明显的对抗，以及无创通气 2 h 后氧合指数没有好转者，都应该进行有创通气。

5. 有创通气模式

（1）根据潮气量和支持压力的不同，有创通气分为容积控制模式和压力控制模式。

容积控制模式：按预设的潮气量通气，保证潮气量，不关注压力情况，可出现气道损伤。

压力控制模式：按预设的支持压力通气，保证支持压力，不关注潮气量，潮气量不足/过高。

（2）根据患者有无自主呼吸，是否需要辅助通气，有创通气可分为辅助/控制通气（A/C）、间歇正压通气（IPPV）、间歇强制通气（IMV）、同步间歇指令性通气（SIMV）、气道持续正压通气（CPAP）、压力支持通气（PSV）模式。

（二）常见参数设置

（1）呼吸频率：正常呼吸频率一般为 12 ～ 20 次/分。如患者未充分镇静，自主呼吸过多，分钟通气量高但自主触发的潮气量不足，容易造成人机对抗和剪切伤，此时应调大镇静镇痛药物剂量，而不是盲目增减呼吸频率。

（2）潮气量：潮气量的设置用于定容型通气模式（V-SIMV）中，能保证足够的通气。ARDS 患者一般为 6 ～ 8 mL/kg（按理想体重计），保持使平台压小于 30 cmH_2O，峰压小于 40 cmH_2O。潮气量过低导致肺不张、高碳酸血症，过高导致气胸、气压伤、呼吸性碱中毒等。

（3）吸氧浓度：机械通气初期可给高浓度氧以迅速纠正严重缺氧，以后酌情降低至 60% 以下并设法维持指脉氧在 90% ～ 95%。对于大多数人来说，给纯氧时间不超过 24 h，给氧浓度超过 60% 的氧不超过 48 h，一般是安全的。

（4）吸气时间：包括送气时间和屏气时间，一般吸气时间设置为 0.8 ～ 1.2 s。

（5）呼气末正压（PEEP）：设置 PEEP 的作用是使萎陷的肺泡复张、增加平均气道压、改善氧合、减轻肺水肿，但同时会影响回心血量。PEEP 一般从 3 cmH_2O 开始增加，极限值一般小于 20 cmH_2O。ARDS 患者出现顽固性低氧血症时，一般先提升 PEEP，再提升吸氧浓度。

（三）常见报警原因

1. 气道压力高报警

（1）呼吸机：工作异常（吸气阀及/或呼气阀故障、压力传感器损坏等）。

（2）人工气道：管腔狭窄、扭曲、打折、分泌物阻塞、人工气道脱出、插管过深等，回路扭曲、打折、受压、冷凝水积聚。

（3）患者：咳嗽、支气管痉挛、气道分泌物、肺顺应性降低、气胸、胸腔积液、胸壁顺应性降低、人机对抗等。

（4）设置：设置不当，如高压报警上限设置过低。

2. 气道压力低报警

（1）呼吸机：压力传感器异常，呼吸机内部漏气（呼气阀漏气，如阀门破裂或漏气，封闭不严或连接不恰当）。

（2）人工气道：患者与呼吸机脱节、管道破裂、积水瓶没有拧紧、湿化器注水口没有盖紧、呼气活瓣封闭不严或安装不当、气道漏气、气囊漏气、套囊适当充气或更换导管，气管导管移位到声门以上气道。

（3）患者：支气管胸膜瘘，胸腔引流导管漏气，患者吸气力量过强。

（4）设置：下限报警阈值设置不当。

（5）气源不足造成通气量下降。

3. 呼出分钟通气量高

（1）呼吸机：流量传感器进水阻塞，呼吸机管路内积水。

（2）患者：ARDS 或其他原因（如缺氧、通气不足、气管内吸引后、体温升高、疼痛刺激、烦躁不安）致呼吸频率增快。

（3）设置：潮气量或呼吸频率设置过高，每分钟呼出气量高限报警阈值设置过低。

4. 呼出分钟通气量低

（1）呼吸机：回路或气囊漏气、流量传感器损坏等。

（2）患者：多次吸气压力过高（如重症哮喘患者容控时因气道痉挛严重，气道峰压达 $70 \sim 80 \ cmH_2O$，气体不易吹进去）；患者病情加重，自主呼吸减弱，触发灵敏度过低而不触发呼吸机；痰液阻塞。

（3）设置：每分钟呼出气量低限报警的限定设置过高，呼吸机模式及参数设置不当。

5. 窒息通气

（1）呼吸机：呼吸管道及连接处脱开或漏气；机器故障，流量传感器检测功能不良或损坏，定时板等机械故障。

（2）患者：患者无自主呼吸或自主呼吸频率太低。

（3）设置：不恰当的触发灵敏度（或内源性 PEEP 的发生可能使患者不能触发，导致无效触发用力），设置的窒息报警参数不恰当，流量传感器安装位置不合适，分钟通气量设置太低等。

（四）气管插管拔管撤机

1. 指征

气管插管拔管撤机，通俗地讲，就是有创通气的指征已经不存在，如引起上呼吸道梗阻的因素去除、气道保护性反射（即呛咳反射）恢复、具有呼吸道自我清洁能力等，就可考虑拔管。确切地说，当间断脱机若干时间后，动脉血气结果显示患者能维持满意的氧合，可考虑拔管。

注意患者拔管前要满足各项指标：神志清醒、能完成指令动作（如握手有力、上下肢体抬离床面）、血流动力学稳定、尿量可、高碳酸血症已纠正等。

2. **自主脱机试验（SBT）**

呼吸机自带 SBT 模块，存在脱机指征的患者，可以每天进行测试：SBT 的典型设置为压力支持通气（PSV），用 5～8 cmH_2O 支持压力和 5 cmH_2O PEEP，模拟无呼吸机辅助的呼吸。如果患者能够耐受 30 min SBT，拔管可能获得成功。

要通过 SBT，应达到以下目标：

（1）充足的氧合：血氧饱和度（SPO_2）>88%，且吸氧浓度不超过 50%。

（2）充足的通气：SBT 过程中，如果观察到潮气量持续下降，或者呼末二氧化碳增加 >10 mmHg，表示通气不足或存在通气无效腔。

（3）无严重呼吸疲劳迹象：无躁动、出汗、高浅快呼吸指数［呼吸频率/潮气量（以升为单位）>105］。

（4）无明显并发症：无心律失常、明显心动过缓、低血压、严重高血压。

四、连续肾脏替代疗法

（一）连续肾脏替代疗法适应证

（1）肾性适应证：急、慢性肾功能衰竭时的肾替代治疗。

（2）非肾性适应证：全身炎症反应综合征或全身性感染、急性呼吸窘迫综合征（ARDS）、心肺转流术中与术后、充血性心力衰竭、肝功能衰竭与肝移植术后的替代治疗、严重的水电解质与酸碱失衡、挤压综合征与横纹肌溶解综合征、药物过量。

（二）各种溶质的清除机制

各种溶质的清除机制见表 7-1。

表 7-1 各种溶质的清除机制

溶质类型	代表物质	清除机制
小分子溶质 （分子量 <300 kDa）	尿素氮、肌酐、氨基酸	扩散、对流
中分子溶质 （分子量 500～5000 kDa）	维生素 B_{12}、万古霉素	对流
小分子蛋白 （分子量 5000～50000 kDa）	炎性介质	对流、吸附
大分子蛋白 （分子量 >50000 kDa）	白蛋白	对流

（三）治疗模式

治疗模式包括：血液透析（HD）、连续性静脉 – 静脉血液滤过（CVVH）、连续性静脉 – 静脉血液透析（CVVHD）、连续性静脉 – 静脉血液透析滤过（CVVHDF）。

（四）抗凝方法

抗凝方法见第六章"十、人工肝治疗流程"相关内容。

（五）实施方案

枸橼酸的泵速（mL/h）=（1.2～1.5）×血流速（mL/min）。

10% 葡萄糖酸钙溶液的泵速为枸橼酸的 6%。

抗凝监测：第一天，q2h 4 次，q4h 4 次；第二天，q6h～q8h；第三天，q12h。

枸橼酸输注速度调整：静脉标本滤器后血滤管路游离钙（0.20～0.40 mmol/L）。

五、感染 ICU 重要药物配制

感染 ICU 重要药物配制方法及输注速度见表 7 – 2。

表 7 – 2　ICU 重要药物配制方法及输注速度

药名	配制方法	输注速度 （均以 60 kg 体重为例）	备注
硝酸甘油	30 mg + NS 至 50 mL	2～20 mL/h 1 mL/h = 10 μg/min	避光输注
乌拉地尔	100 mg + NS 至 50 mL	3～12 mL/h	—
多巴胺	（千克体重 × 3） mg + NS 至 50 mL	2～20 mL/h 1 mL/h = 1 μg/（kg·min） 2～3 μg/（kg·min）：增加肾血流 3～10 μg/（kg·min）：正性肌力 >10 μg/（kg·min）：缩血管	注意：大剂量可能增加心律失常风险
去甲肾上腺素	（千克体重 × 0.3） mg + 5% GS 至 50 mL	1～20 mL/h 1 mL/h = 0.1 μg/（kg·min） >0.5 μg/（kg·min），若仍低血压，考虑合用其他升压药物，否则可造成末梢肢体缺血坏死	应经中心静脉导管（CVC）使用去甲肾上腺素，否则可造成注射部位组织坏死
间羟胺	100 mg + NS 至 50 mL	4～12 mL/h	效力弱，常为合用
奥曲肽	0.6 mg + NS 至 50 mL	4～8 mL/h	

续表 7 - 2

药名	配制方法	输注速度 （均以 60 kg 体重为例）	备注
特利加压素	3 mg + NS 至 50 mL	4 ～ 8 mL/h	注意腹泻、腹痛、心肌缺血等不良反应
垂体后叶素	60 单位 + NS 至 50 mL	消化道出血：10 ～ 20 mL/h（每分钟 0.2 ～ 0.4 单位） 咯血：5 mL/h（每分钟 0.1 单位）	注意高血压、心肌缺血等不良反应
艾司奥美拉唑	80 mg + NS 至 50 mL	首剂静推 80 mg，其后总量 200 mg 持续 24 h 泵入维持	仅用于溃疡相关的消化道出血
咪达唑仑	50 mg + NS 至 50 mL	1.2 ～ 6 mL/h	可用于癫痫发作； 注意非机械通气患者引起呼吸抑制的风险很高； 每日应根据 RASS 评分及时调整剂量，并做好定时唤醒，避免镇静过深
右美托咪定	0.2 mg + NS 至 50 mL	3 ～ 10 mL/h	是镇静后谵妄发生率最低的镇静剂，但效力较弱，首次用可先 10 mL 快泵 10 min
丙泊酚	1 支 = 10 mg/mL	先 1.5 mL 缓慢 iv，后 1.8 ～ 3.6 mL/h 维持	半衰期短，可迅速唤醒； 心血管抑制较明显，注意密切监测血压、心率
布托啡诺	10 mg + NS 至 50 mL	3 ～ 6 mL/h	18 岁以下禁用
瑞芬太尼	2 mg + NS 至 50 mL	5 ～ 10 mL/h 1 mL/h = 0.01 μg/（kg·min）	一类麻醉药，"红处方"； 儿童可使用； 注意胃肠道蠕动受抑制、胆结石嵌顿
新活素	0.5 mg + NS 至 50 mL	先 9 mL 缓慢 iv，后 2.7 ～ 3.6 mL/h 维持	顽固性休克时禁用
胺碘酮	负荷量：150 mg + 5% GS 至 20 mL	iv > 10 min	用于快速型心房颤动（心室率 > 130 次/分）
	维持量：300 mg + 5% GS 至 50 mL	头 6 h 为 8 mL/h，6 h 后减为 4 mL/h	
利多卡因	100 mg + 5% GS 至 20 mL	iv > 5 min，如需要，可重复，总量不超 300 mg	用于室性心动过速

续表 7 – 2

药名	配制方法	输注速度 （均以 60 kg 体重为例）	备注
维拉帕米	5 mg + NS 至 20 mL	iv > 5 min，如需要，10 min 后可重复，配合颈动脉窦按摩	用于室上性心动过速
美托洛尔	10 mg + NS 至 20 mL	4 ～ 10 mL/h	用于快速型心房颤动、窦性心动过速

第八章

萝岗院区相关介绍

一、地址

黄埔区开创大道 2693 号感染科一区及二区（住院部八楼）。

二、交通指引

地铁 6 号/21 号线苏园站 B 出口，通勤大巴有职工班车。

三、工作时间

病区上班时间：上午 8：00—12：00，下午 2：00—5：00。

四、开医嘱注意事项

（1）开医嘱时间段及接收科室：①静脉用药。上午 8：30 至下午 4：30 接收科室为静配中心，其他时段接收科室为门诊药房。②口服药。上午 8：30 至下午 5：00 接收科室为住院药房，其他时段接收科室为门诊药房。

（2）自备药物：开取药医嘱，备注用法。

（3）其他医嘱：其他药品或者不尽事项可建立"嘱托"医嘱，具体内容备注填写。

（4）补液中有胰岛素针：勾选为"自备药"，接收科室为静配中心，第一次开时需取药 1 支，接收科室为静配中心，否则影响出院结算。

（5）特殊检测项目：需在开医嘱系统勾选"跨院"方可开具。

五、日常工作注意事项

（1）骨髓穿刺术需在上午完成，若下午完成会影响标本送至天河院区。

（2）病理检查每日下午 4:30 停止接收标本，注意合理安排操作时间。

（3）支气管镜：周一、周四接收标本，注意提前预约操作。

（4）结核菌感染 T 细胞检测（T-SPOT）：周一、周四接收标本，注意合理安排抽血时间。

第九章

技能考核注意事项及评分标准

一、隔离技术操作评分标准（穿脱隔离衣）

隔离技术操作评分标准（穿脱隔离衣）见表9-1。

表9-1 隔离技术操作评分标准（穿脱隔离衣）

项目			项目分数	要求	评分等级			
					A	B	C	D
估计			10	无菌技术操作条件（环境、物品）	5	4	3	2
				正确收集患者病情、需要隔离种类的资料	3	2	1	0
				对需要隔离环境的估计	2	1	0	0
实施	准备		15	仪表符合隔离技术要求，洗手、戴口罩、取下手表、卷袖过肘	5	4	3	2
				备物齐全、放置合理	5	4	3	2
				布置隔离单位	5	4	3	2
	操作过程	口罩使用	2	正确戴口罩，污染口罩处理正确	2	1	0	0
		穿隔离衣	33	取隔离衣方法正确	2	1	0	0
				穿隔离衣方法正确	7	6	5	4
				系领扣不被污染	5	4	3	2
				系袖扣方法正确、不被污染	5	4	3	2
				后襟对齐、扎腰带方法正确	5	4	3	2
				穿时不污染工作服	3	2	1	0
				戴手套方法正确	3	2	1	0
				使用方法正确	3	2	1	0
		脱隔离衣	15	脱隔离衣方法正确	7	6	5	4
				没有污染工作服	5	4	3	2
				脱手套方法正确	3	2	1	0
		手的消毒	10	洗手法或泡手法的方法、顺序、时间正确	10	8	6	4
		整理	5	用物处理符合隔离要求	5	4	3	2

续表 9 - 1

项目	项目分数	要求	评分等级			
			A	B	C	D
评价	10	隔离技术操作严密、准确、无污染	5	4	3	2
		环境整洁，隔离单位布置合理	5	4	3	2
其他		操作时间 10 min（含准备隔离单位时间），每超时 1 min 扣 2 分； 备物 5 min，超时 1 min 扣 1 分				
总分	100					

注：严重污染未及时纠正为不合格。

二、胸膜腔穿刺术操作评分表

胸膜腔穿刺术操作评分见表 9 - 2。

表 9 - 2　胸膜腔穿刺术操作评分

考生姓名			准考证号			
考核项目	满分	评分标准		分值	得分	备注
一、术前准备	10	术前评估：了解病史，阅读胸片等影像学资料明确胸腔积液诊断，评估心率、血压、呼吸等生命体征平稳，符合适应证，无禁忌证		3		
		备物：胸穿包、无菌手套、消毒用品、麻醉物品、急救药品		4		
		向患者说明穿刺的必要性，签手术同意书		3		
二、选择体位	5	指导患者取坐位，面向椅背，两前臂置于椅背上，前额伏于前臂上		2.5		
		不能起床者可取半坐卧位，患侧前臂上举抱于枕部		2.5		
三、穿刺点定位	15	穿刺点：胸部叩诊实音最明显的部位，一般取模型的肩胛线或腋后线第 7 至第 8 肋间。考生应口述其他常见穿刺部位：腋中线第 7 至第 8 肋间或腋前线第 5 肋间，或根据超声检查确定		15		

续表 9－2

考核项目	满分	评分标准	分值	得分	备注
四、穿刺	62	常规消毒（无菌观念、消毒顺序和范围）：0.5% 碘附消毒 2 遍	10		
		戴无菌手套	5		
		铺消毒洞巾	5		
		2% 利多卡因局部麻醉（在穿刺点下一肋上缘进针）	10		
		检查包内器械气密性和通畅性，摆好试管架	5		
		穿刺及抽液（每项 4 分）： （1）穿刺方向、方法正确。 （2）演示抽液一管：主操作固定胸穿针，助手抽液。抽液过程中口述抽液速度、抽液量、标本留置的注意事项。 （3）术中观察患者反应。 （4）严格无菌操作。 （5）操作中要防止空气进入胸腔	20		
		抽液结束拔出穿刺针，助手用 0.5% 碘附消毒，无菌敷贴覆盖，手指压迫穿刺点片刻	5		
		术后注意事项：嘱患者伤口忌水、平卧，如有不适告知医护人员，监护生命体征，标本送检等	2		
五、人文关怀	8	整个操作过程中做到态度、语言、动作关爱患者，能够指导患者配合以达到有效检查	8		
合计	100		100		

三、腹腔穿刺术操作评分表

腹腔穿刺术操作评分见表9－3。

表9－3　腹腔穿刺术操作评分

考生姓名			准考证号			
考核项目	满分	评分标准		分值	得分	备注
一、术前准备	10	术前评估：了解病史，腹部查体，阅读腹部B超等影像学资料明确腹腔积液诊断，评估心率、血压、呼吸等生命体征平稳，测腹围，符合适应证，无禁忌证		3		口述完成
		备物：腹穿包、无菌手套、消毒用品、麻醉物品、急救药品		4		
		向患者说明穿刺的必要性，签手术同意书		3		
二、选择体位	5	根据患者情况指导患者采取适当体位，如坐位、半坐卧位、平卧位或侧卧位		5		口述
三、穿刺点定位	15	穿刺点：左下腹脐与髂前上棘连线中、外1/3交点。考生应口述其他常见穿刺部位：脐与耻骨联合连线中点上方1.0 cm、偏左或偏右1.0～1.5 cm处，侧卧位，在脐水平线与腋前线或腋中线相交处，或根据超声检查确定		15		
四、穿刺	62	常规消毒（无菌观念、消毒顺序和范围）：0.5%碘附消毒2遍		10		
		戴无菌手套		5		
		铺消毒洞巾		5		
		2%利多卡因局部麻醉		10		
		检查包内器械气密性和通畅性，摆好试管架		5		
		穿刺及抽液（每项5分）： （1）穿刺方向、方法正确。 （2）演示抽液一管：主操作固定腹穿针，助手抽液。抽液过程中口述抽液速度、抽液量、标本留置的注意事项。 （3）术中观察患者反应。 （4）严格无菌操作。		20		
		抽液结束拔出穿刺针，助手用0.5%碘附消毒，无菌敷贴覆盖，手指压迫穿刺点片刻		5		
		术后注意事项：嘱患者伤口忌水、平卧，如有不适告知医护人员，监护生命体征，测量腹围，标本送检等		2		
五、人文关怀	8	整个操作过程中做到态度、语言、动作关爱患者，能够指导患者配合以达到有效检查		8		
合计	100			100		

四、腰椎穿刺术操作评分表

腰椎穿刺术操作评分见表9－4。

表9－4　腰椎穿刺术操作评分

考生姓名			准考证号			
考核项目	满分	评分标准		分值	得分	备注
一、术前准备	10	术前评估：了解病史，评估心率、血压、呼吸等生命体征平稳，符合适应证，无禁忌证		3		
		备物：腰椎穿刺包、无菌手套、消毒用品、麻醉物品、弯盘		4		
		向患者说明穿刺的必要性，签手术同意书		3		
二、选择体位	5	指导患者于硬板床上取左侧卧位，脊柱尽量靠近床边，背面和床面垂直，头颈向前胸屈曲，两手抱膝紧贴腹部，尽量使腰椎后凸		5		
三、穿刺点定位	15	取双侧髂棘最高点连线与后正中线的交会处为穿刺点，相当于L4棘突或L3—L4棘突间隙		15		
四、穿刺	62	常规消毒（无菌观念、消毒顺序和范围）：沿穿刺点以同心圆方式消毒，消毒范围10～15 cm，0.5%碘附消毒2遍		10		
		戴无菌手套（自选包外手套）		5		
		铺消毒洞巾		5		
		2%利多卡因局部麻醉		10		
		检查包内器械气密性和通畅性，摆好试管架		5		
		穿刺及抽液（每项5分）： （1）穿刺方向、方法正确。 （2）术中观察患者反应。 （3）严格无菌操作		15		
		测压与留脑脊液标本送检（每项5分）： （1）测压方法正确。 （2）留标本方法正确		10		
		术后注意事项：伤口处理，嘱患者去枕平卧至少6 h，如有不适告知医护人员，监护生命体征，标本送检等		2		
五、人文关怀	8	整个操作过程中做到态度、语言、动作关爱患者，能够指导患者配合以达到有效检查		8		
合计	100			100		

五、骨髓穿刺术操作评分表

骨髓穿刺术操作评分见表 9-5。

表 9-5　骨髓穿刺术操作评分

考生姓名			准考证号				
考核项目	满分	评分标准			分值	得分	备注
一、术前准备	10	术前评估：了解病史，确认患者有骨髓穿刺的适应证，无禁忌证			3		
		备物：骨穿包、无菌手套、消毒用品、麻醉物品、玻片			4		
		向患者说明穿刺的必要性，签手术同意书			3		
二、选择体位	5	根据相应的穿刺点指导患者选择相应的体位，如以髂前上棘为穿刺点，则采取平卧位；如以髂后上棘为穿刺点，则采取俯卧位			5		
三、穿刺点定位	15	口述其他常见穿刺部位：髂前上棘穿刺点、髂后上棘穿刺点、胸骨穿刺点等			15		
四、穿刺	62	常规消毒（无菌观念、消毒顺序和范围）：0.5%碘附消毒2遍			10		
		戴无菌手套（自选包外手套）			5		
		铺消毒洞巾			5		
		2%利多卡因局部麻醉			10		
		检查包内器械气密性和通畅性，摆好试管架			5		
		穿刺及抽液： (1) 持针方式、穿刺角度及方向、方法正确（4分）。 (2) 演示抽液一管（0.1～0.2 mL）。抽液过程中口述抽液注意事项：进针速度、抽液量（4分）。 (3) 助手推片（3分）。 (4) 严格无菌操作（4分）			15		
		术毕，插入针芯后拔出穿刺针，助手用0.5%碘附消毒，无菌敷贴覆盖，手指压迫穿刺点片刻			10		
		术后注意事项：嘱患者伤口忌水、平卧，如有不适告知医护人员，标本送检等			2		
五、人文关怀	8	整个操作过程应把模型视为真实患者，检查过程中做到态度、语言、动作关爱患者，能够指导患者配合以达到有效检查			8		
合计	100				100		

六、出科理论考核要求

感染科出科理论考核要求见表9－6。

表9－6 感染科出科理论考核要求

大纲一级	大纲二级	大纲三级	掌握程度
公共理论	政策法规	突发公共卫生事件的应急处理条例	了解
专业理论	本专业相关基础理论知识	传染源、传播途径和易感人群	掌握
	本专业基本理论知识	（1）发热的诊断与鉴别诊断思路。 （2）传染病的消毒、隔离和防护	掌握
		（3）常用抗病毒药物、抗生素、抗寄生虫药物的药理机制和合理应用。 （4）法定传染病报告与处理程序。 （5）医院内感染的诊断和防控（包括标准防护）	了解
	临床常见疾病	（1）乙型病毒性肝炎。 （2）丙型病毒性肝炎。 （3）感染性腹泻（细菌性痢疾、细菌性食物中毒）。 （4）艾滋病。 （5）流行性脑脊髓膜炎。 （6）布鲁菌病	掌握
		（7）霍乱、肾综合征出血热、乙型病毒性脑炎、流行性腮腺炎、麻疹、伤寒、传染性单核细胞增多症、钩端螺旋体病、常见寄生虫病（疟疾、棘球蚴病、黑热病、阿米巴病、血吸虫病、肝吸虫病、囊虫病、弓形虫病）、狂犬病	了解
基本技能	本专业基本技能	（1）穿脱隔离衣、手卫生。 （2）腹腔穿刺、腰椎穿刺术及检查结果判读	掌握
		（3）体液（血液、痰液、脑脊液、浆膜腔积液）的病原微生物检查。 （4）肝脏穿刺术	了解

资料来源：《2018年住院医师规范化培训结业理论考核大纲（试行）》。

附

住院医师规范化培训医师请假申请单

医师姓名		培训专业	内科	入培年度	
请假类型		□病假　□婚假　□丧假　□产假　□年休假　□事假			
请假天数		请假日期	年　月　日—　　年　月　日		
请假期间轮科科室		感染科			
请假事由	学员签名： 　　　　　年　月　日				
轮科科室 科主任意见	签名： 　　　　　年　月　日				
委培单位意见 （非委托培养学员 忽略此项）	签名（盖章）： 　　　　　年　月　日				
继续教育科意见	签名（盖章）： 　　　　　年　月　日				
销假登记	销假时间：　　年　月　日（上午/下午） 　　　轮科科室科主任签名： 　　　继续教育科科长签名：				

说明：

（1）住院医师规范化培训医师的休假管理执行《中山大学附属第三医院职工假期及请假管理规定》（附三〔2013〕27号）、《关于调整婚育等假期相关规定的通知》（人事科2016年1月11日发）。

（2）如休假时间超过所轮科室（专科）要求的轮科时间的1/3，需重新轮科。

（3）休病假须持有本院预防保健科或相关专科医师开具的病假建议书。专科医师开具的病假建议书须经预防保健科科长审核，并盖章后才有效。无病假建议书者休假按事假或旷工处理。

（4）休婚假请提供结婚证，给予婚假 5 天，从领取结婚证之日起在 6 个月内休完。

（5）休产假或陪产假请在生产后 2 个月内，持医院开具的疾病证明书办理休假手续。

（6）丧假限于直系亲属（指父母、配偶、子女），一般不超过 5 天。可通过电话、短信、书面报告等形式向轮科科室主任提出申请，由科主任审批，回院后 3 天内办理请假和销假手续。

（7）连续工作满 1 年以上的，享受年休假。累计工作已满 1 年不满 10 年的，年休假 5 天。年休假的计算时间为当年 1 月 1 日起至 12 月 31 日止。

（8）休假天数为连续计算，如 1 月 1 日起休假 10 天，则销假日期为 1 月 10 日。但婚假、丧假期间，公休假日和法定节假日不作为计算假期的天数。

（9）未经批准擅自离开工作岗位或超过批准假期未归者，按旷工处理。旷工待遇按相关规定执行。旷工 15 天按自动离职、除名、解除合同处理。